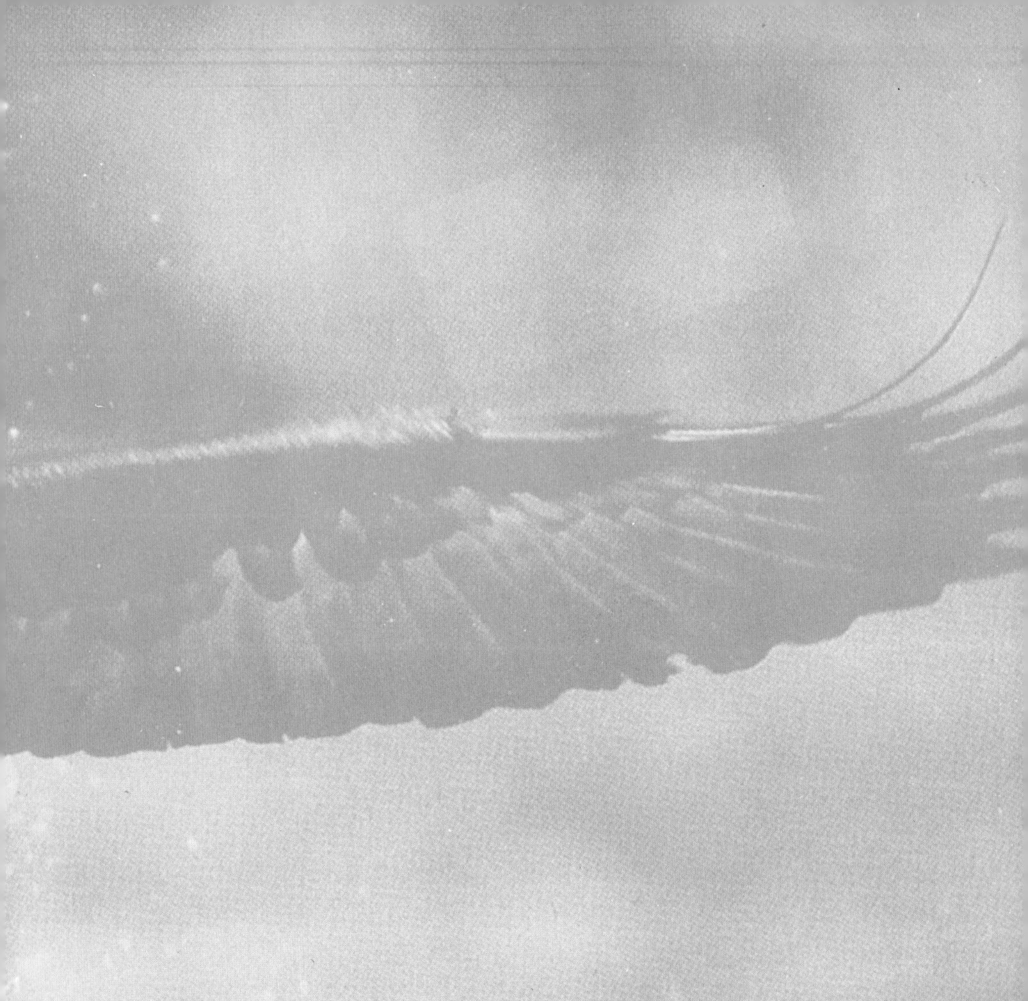

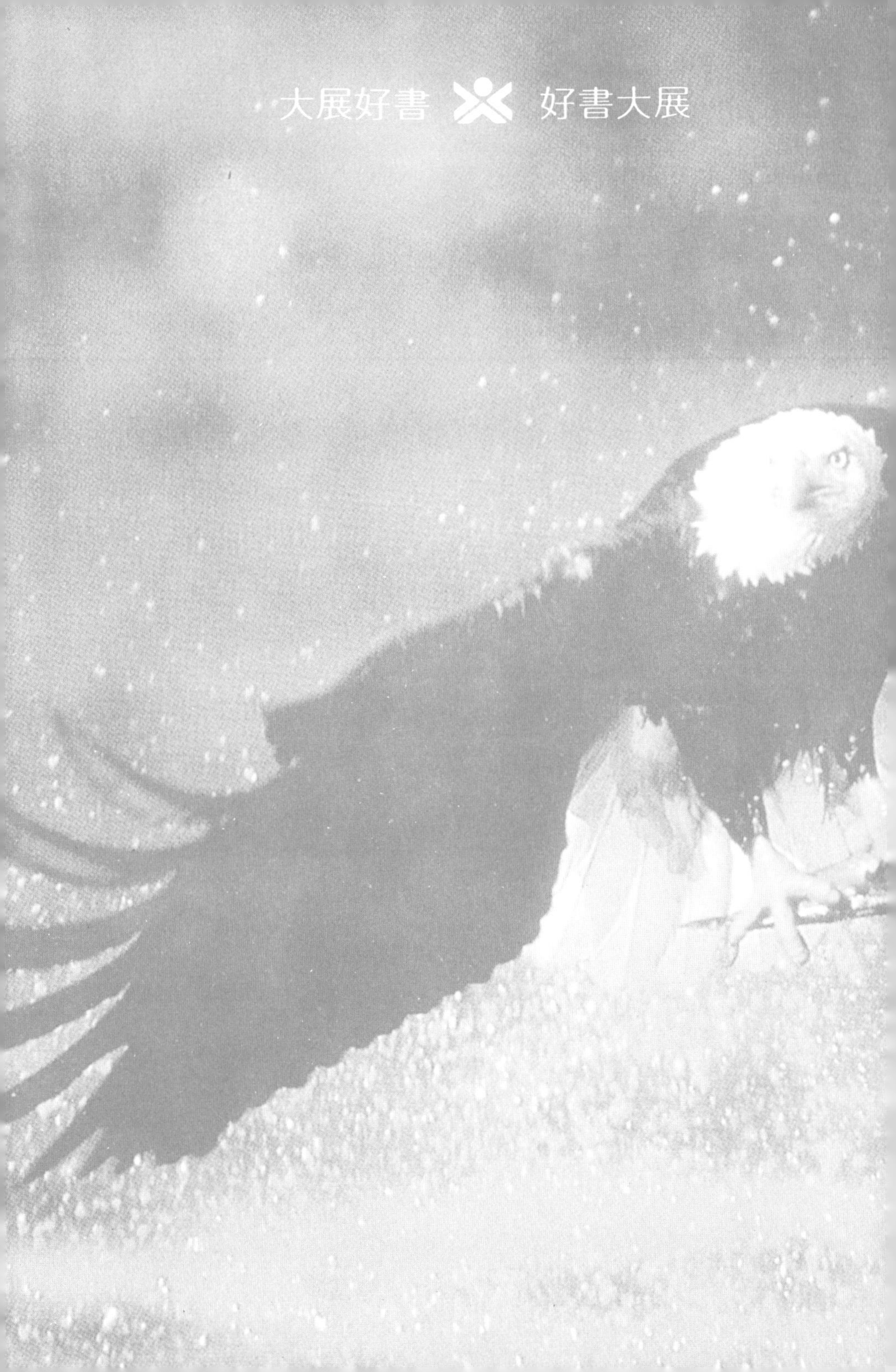
大展好書 好書大展

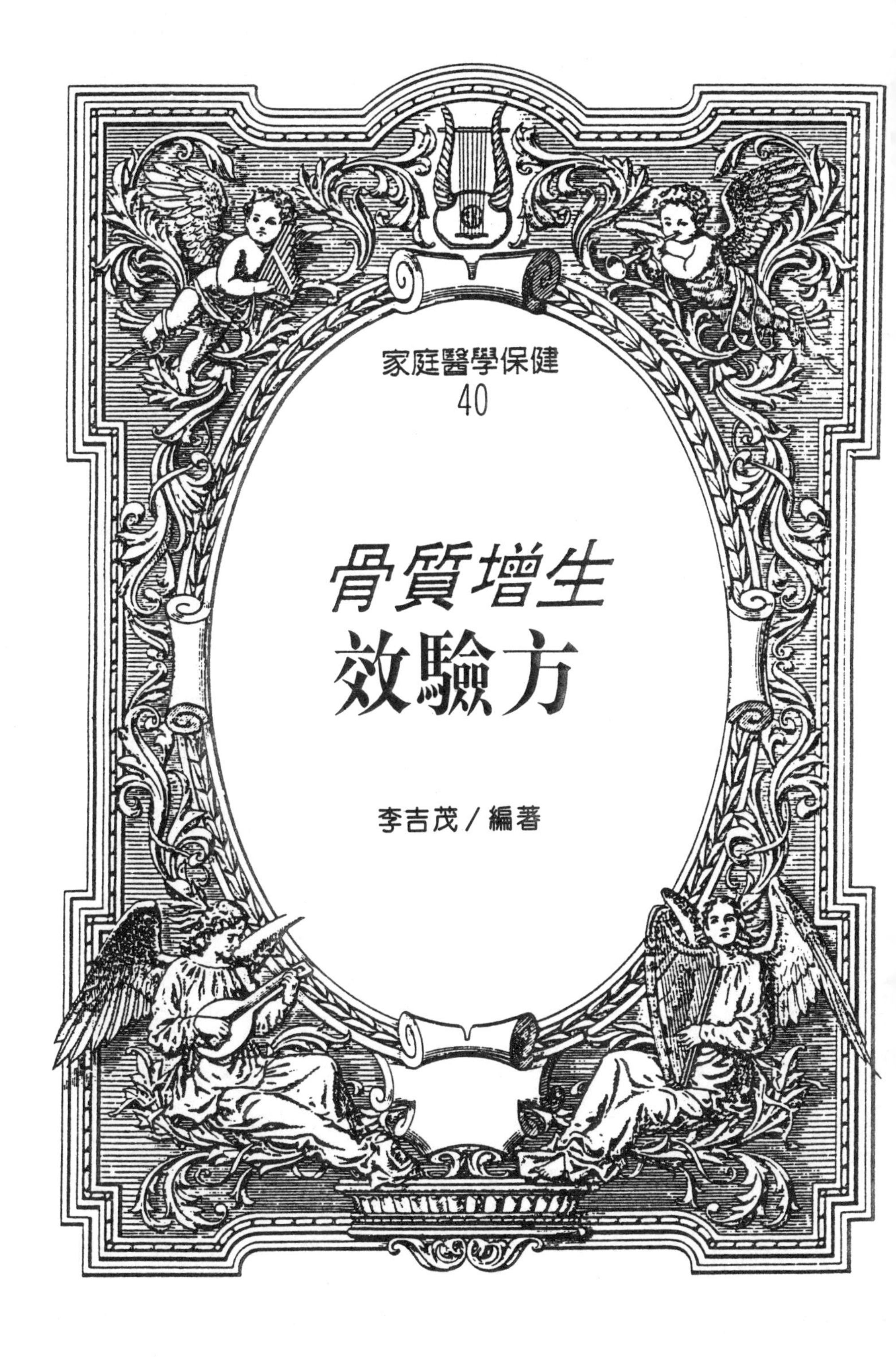

家庭醫學保健
40

骨質增生效驗方

李吉茂／編著

前 言

骨質增生及骨關節和肌肉腱膜疼痛是常見病之一，特別是在中老年人中更是一種多發病。本書匯集近十年一些書刊資料中有關這類病症治療的高效、速效驗方二百四十餘種，分為口服、注射、熏洗、離子導入、貼敷及熱熨等六種應用方法，介紹其成分、劑量、用法、作用、主治病症、加減、方解及療效。供中西醫臨床工作者和患者參考和應用。

骨質增生，也叫骨刺，或稱骨贅。它是在骨關節邊緣上增生的骨質，是骨性關節炎的一種表現。雖然骨質增生是人體常見的一種退行性改變，是人體為了適應應力的變化而產生的一種防禦性反應，屬生理代償性的改變。但是，如果增生的骨質壓迫周圍的神經、血管等組織時，就會出現相應的臨床症狀，即骨質增生症，或稱增生性骨關節病。

它是骨科的一種常見病和多發病，其病程纏綿難癒或反覆發作，患者深感其苦，往往多處尋醫問藥，尋找醫治的良方而不可得。

近幾年來，中醫藥治療本病取得了可喜的成果，經效驗方時有報導。筆者在工作之餘進行搜集，整理成冊，命名為《骨質增生效驗方》，作為臨症處方用藥以及科研的參考，使分散的寶貴經驗得以集中、普及與推廣，以期提高對骨質增生症的治療效果，造福於桑梓。

本書選方均以治療骨質增生為主，內容確實，記錄完整，療效較肯定和富有啟發性。其中不少經效驗方出自國內著名的專家、學者之手。這些方劑來源於近十年來國內各種中醫期刊及有關的書刊，有的基本上保留了「原貌」，有的筆者加上了方名，並根據自己的認識和體會進行了「方解」。極少數只有主要藥物組成的效驗方，也進行了方解說明，以幫助讀者閱讀。由於筆者閱讀範圍不廣，並限於個人的力量和水平，對方劑的搜集難免掛一漏萬。書中不盡人意之處頗多，敬希各位讀者、專家及同道，提出批評和建議。

本書在編寫過程中得到了李欣同志的熱情幫助與支持，在此致以衷心的感謝！

李 吉 茂
於湖南中醫學院第一附屬醫院

目　錄

第一章　內服方

第六章　其它用方

第一章　內服方

益氣壯督湯

【組成】　葛根六十克　黃芪四十克　丹參三十克　仙靈脾二十克　骨碎補十六克　杜仲十二克　地鱉蟲十克　白芥子十克。

【用法】　煎服，一日一劑，二週爲一療程。

【功效】　補益陽氣，強壯督脈，通絡蠲痹。

【主治】　氣虛、督衰，脈絡阻痹型頸椎病。證見頸酸困，氣短乏力，眩暈，尤以轉頭伸頸時爲著。伴耳鳴耳聾，腰脊酸楚，或肢體發軟，步履艱難。舌質淡，苔薄白，脈緩無力。

【加減】　頭痛加川芎、白芷；頭暈加天麻；四肢麻木加豨薟草；胸背痛加瓜蔞、薤白；心悸加遠志、菖蒲；天氣變化痛著加威靈仙、細辛。

【方解】　本方中黃芪大補陽氣，葛根升舉清氣。仙靈脾、杜仲益肝腎，壯督脈；骨碎補活血補腎；地鱉蟲、白芥子祛瘀化痰；丹參、地龍活血通絡。故有補陽氣，強壯督脈，通絡蠲痹之功。

【療效】　本方與加減桂枝葛根湯共治頸椎病一百例，治癒二十例，顯效四十七例，有效三十例，無效三例，總有效率爲九十七%。

【來源】《陝西中醫》一九八九年第五期。

加減桂枝葛根湯

【組成】　白芍、葛根各五十克　雞血藤三十克　地龍十八克　桂枝、桃仁各十二克　半夏、南星、白芥子各十克　甘草十五克。

【用法】　水煎服，一日一劑，二週爲一療程。

【功效】　調和營衛，祛瘀化痰，活血通絡。

【主治】　適用於營衛不和、痰瘀阻絡型頸椎病。證見頭痛頭昏，頸項強直痛，肩背及肢體疼痛麻木沉著；兼見顏面潮紅，眼睛抽痛，視物模糊，口唇麻木，筋掣肉瞤，健忘失眠，煩躁易怒。舌質紅，苔薄白，脈細澀。

【加減】　頭痛加川芎、白芷；頭暈加天麻；四肢麻木加豨薟草；胸背痛加瓜蔞、薤白；心悸加遠志、菖蒲；天氣變化痛者加威靈仙、細辛。

【方解】　方中桂枝、白芍調和營衛，解肌祛風。重用葛根轉輸津液，解除頸項強直。配半夏、南星、白芥子化痰祛濕。桃仁、雞血藤、地龍活血通絡。甘草調和諸藥。故本方具有調合營衛、祛瘀化痰、活血通絡之功效。因此用於治療屬營衛不和、痰濕瘀阻者頸椎病可收到滿意的療效。

【療效】　本方與益氣壯督湯共治療頸椎病一百例，痊癒二十例，顯效四十七例，有效三十例，無效三例，總有效率爲九十七％。

【來源】　《陝西中醫》　一九八九年第五期

芪芎木瓜湯

【組成】　黃芪三十克　黨參二十～三十克　附子十～二十克　杭菊四十～六十克　葛根三十五克　木瓜三十～四十克　川牛膝十五～三十克　威靈仙十五～二十克　當歸十～二十克　桃仁十克　紅花十克　土鱉蟲六～十克　炮山甲十～十五克　熟地十五克　骨碎補十二克　肉桂三克　煅龍骨三十克　煅牡蠣三十克。

【用法】　水煎服，一日一劑。同時配合使用川芎嗪一百～二百mg靜脈滴入，一日一次，五次爲一療程。

【功效】　益氣補腎，活血化瘀。

【主治】　頸椎病。

【加減】陰虛內熱，口乾舌紅，去肉桂、附子，加麥冬、知母；痛甚者加細辛六～八克、制草烏十克；頭暈、乏力、失眠明顯者去肉桂、附子，加制黃精、決明子、夜交藤。高齡患者去桃仁、紅花，加川芎、仙靈脾、肉蓯蓉。

【方解】方中黃芪、黨參補氣。附子、肉桂補脾腎之陽。熟地、骨碎補、牛膝補腎。杭菊、葛根、木瓜舒筋止痛。威靈仙通經止痛。杭菊、煅龍骨、煅牡蠣平肝潛陽。當歸、桃仁、紅花、土鱉、炮山甲活血化瘀。大劑量川芎嗪能擴張血管，改變血行動力，促進血液循環，降低血粘度，從而改善壓迫症狀，調整內平衡，達治療目的。

【療效】治頸椎病六十例，治癒三十六例，好轉二十三例，無效二例，總有效率爲九六・四%，尤以椎動脈型頸椎病和頸型頸椎病治療效果最佳。

【來源】《陝西中醫》一九八九年第五期。

活筋湯

【組成】白芍三十克　木瓜、威靈仙、當歸各十五克　甘草、五加皮各六克。

【用法】用水煎取藥液五百ml，每日早晚各服一次，十五日爲一療程，療程中間隔七天，最多治二個療程。

【功效】祛風散寒，通絡止痛，補氣血益肝腎，強筋骨。

【主治】退行性骨關節病。

【加減】頸椎病加羌活十克；腰椎骨質增生加川斷二十克；膝關節骨關節病與跟骨刺加牛膝十克。

【方解】方中羌活、木瓜、威靈仙祛風散寒，通絡止痛。牛膝、川斷、五加皮補肝腎、強筋骨。當歸、白芍、甘草補氣益血。諸藥合用，則有祛風散寒、通絡止痛、補氣益血、補肝腎、強筋骨之功效。

【療效】治骨性關節病二〇六例，痊癒一四五例，有效五十八例，無效三例，總有效率爲九八・六%。

【來源】《陝西中醫》　一九九〇年第十二期。

固本宣痺湯

【組成】黃芪、白芍各三十～六十克　枸杞子、仙靈脾、川芎、葛根各十五～三十克　五加皮十～二十克。

【用法】水煎二次，早晚飯後分服。每日一劑，六劑爲一療程。不癒，休息三天，進行第二療程。

【功效】溫補脾胃，散寒通絡。

【主治】頸椎病。

【方解】方中黃芪溫補元氣，枸杞子滋補肝腎，以助生氣之源。仙靈脾、五加皮補肝腎，健筋骨，兼除痹痛。川芎、白芍補血活絡以利病損修復；葛根善療項背之強痛。諸藥合用，共奏溫補脾腎、散寒通絡之功。

【療效】服用本方，配合風池、大杼、曲池、阿是穴等穴位封閉治療頸椎頰患者一百二十五例，治癒五十八例，顯效四十三例，有效十一例，無效四例，總有效率爲九七·三％。

【來源】《新中醫》一九九〇年第十期。

益腎堅骨湯

【組成】補骨脂、菟絲子、乾地黃、白芍、黃芪、當歸、陳皮、甘草。

【用法】水煎服，每日一劑，服一個月爲一療程。

【功效】補腎塡精，健骨益髓，活血通絡。

【主治】脊椎骨質增生。

【加減】頸椎病加甘杞子。腰椎病加川斷、狗脊、蓯蓉，並重用乾地黃。

【方解】　補骨脂、骨碎補補腎壯陽，堅骨活血。菟絲子平補腎之陰陽。乾地黃養血滋陰、塡精益髓，共爲主藥。黃芪助氣壯筋骨。當歸、白芍養血活血。川芎活血通絡，配陳皮理氣健脾。甘草調和諸藥。全方具有補腎塡精、健骨益髓、活血通絡之功。以培本方主，兼治標，溫而不燥，補而不滯。

【療效】　治療脊椎骨質增生症五十九例，治癒四十九例，顯效五例，有效三例，無效二例，總有效率爲九六．七%。其中臨床治癒和顯效占九一．六%。

【來源】　《江蘇中醫》一九九〇年第七期。

溫陽利水湯

【組成】　白茯苓十五克　桂枝尖九克　白朮九克　乾薑九克　澤瀉九克　附片十二克（先煎）　豬苓十二克　木防己十二克。

【用法】　水煎服，每日一劑，分二次溫服。

【主治】　頸椎病屬脾腎陽虛者，患者除有頸椎病的表現外，還有形寒肢冷，遇寒則症狀加重，得溫則減輕。精神萎靡，面色蒼白或晄白，小便淸長，陽事不舉，六脈沉遲或弦滑，舌苔白滑等。

【加減】　肩頸痛加穿山甲、蜈蚣、僵蠶；上肢麻木加桑枝、威靈仙、秦艽；頸項痛加葛根、頭痛頭暈加川芎、丹參。

【方解】　溫陽利水藥，以溫達通，使經脈血流加快。寒得熱則散，血得熱則行。桂枝配茯苓，溫陽利水。澤瀉配白朮乃澤瀉湯，澤瀉導水下行，白朮培土制水，使濁陰下降，清陽上升，則冒眩自止。附片、乾薑爲辛熱峻劑，壯陽補火，祛下焦寒氣。

【療效】　治療頸椎病患者三十六例，顯效十四例，好轉十七例，無效五例，總有效率爲八六．二％。

【來源】　《河南中醫雜誌》一九九〇年第四期。

升降定痛湯

【組成】　黃芪、懷牛膝、丹參、自然銅（先煎）各三十克　茯苓、白朮、杜仲、桃仁、紅花、升麻各十克　桑寄生、雞血藤、川斷各十五克　破故紙十二克　甘草六克　大棗三枚。

【用法】　每日一劑，水煎取汁，早晚分服，十五日爲一療程。

【功效】　益氣健脾，補腎；活血化瘀通絡；升降止痛。

【主治】　腰椎骨質增生症。

【加減】　氣虛嚴重者，重用黃芪六十克，加黨參或太子參十五克；腎虛較重者，重用桑寄生三十克，加女貞子、旱蓮草或狗脊各十五克；外感風寒濕邪，阻痹經絡而腰痛加重者，加用獨活、秦艽各十克、防風十五克、桑枝、忍冬藤各三十克；熱象明顯者，加銀花、蒲公英各三十克；寒象較重者，加附子或川烏、草烏各十克。頸椎增生者加葛根、菊花、桑枝各十克、薑黃十二克。

【方解】　黃芪、白朮、茯苓益氣健脾。桑寄生、破故紙、川斷、杜仲滋補肝腎。丹參、桃仁、紅花、雞血藤活血化瘀通絡。升麻爲升提之要藥，懷牛膝引血下行，二藥合用一升一降，可通調氣機，使氣血通暢，消瘀止痛，達升降止痛之目的。自然銅有接骨止痛之效。甘草、大棗調和諸藥，且有補氣之功。所以全方有益氣健脾、補腎、活血化瘀通絡、升降止痛之效果。使脾氣健，氣血生，腎氣充，瘀血散，疼痛除，氣機通而達治療目的。

【療效】　治療一百二十例，療效滿意。經一～四個療程，疼痛消失，外觀正常，不影響一般體力勞動，一年內無復發，X線拍片骨質增生減輕爲痊癒，計七十五例，占六二．五％；顯效四十五例，占三七．五％。總有效率爲一〇〇％。

【來源】　《浙江中醫雜誌》一九九〇年第九期。

頸椎中藥方

【組成】桂枝十二克　白芍三十克　木瓜十克　雞血藤二十克　靈仙二十克　狗脊十五克　骨碎補十二克。

【用法】水煎服。

【功效】補肝益腎，活絡通經止痛。

【主治】頸椎骨質增生症。

【加減】伴頭痛加天麻、勾藤；手臂麻木痹痛加羌活、絲瓜絡，豨薟草。

【方解】方中白芍柔肝養血斂陰止痛，木瓜祛濕舒筋，桂枝溫經散寒，通暢血脈。配雞血藤、絲瓜絡、豨薟草行氣活血，通經活絡；靈仙走竄經絡，增強舒經活絡及通絡止痛作用；狗脊、骨碎補補肝腎，強筋骨。諸藥合用，達補肝益腎、活絡通絡止痛之目的。

【療效】內服本方，並配合舒筋活絡的中藥外洗，治療頸椎病三十八例，痊癒二十三例，顯效九例，有效六例，總有效率爲一〇〇%。

【來源】《福建中醫藥》一九九〇年第二期。

腰椎中藥方

【組成】　白芍三十克　木瓜十克　雞血藤三十克　威靈仙二十克　杜仲十五克　川斷十五克　牛膝十五克　補骨脂十二克　桑寄生二十克。

【用法】　水煎服。

【功效】　補益肝腎，強壯筋骨。

【主治】　腰椎骨質增生症。

【加減】　伴坐骨神經痛，加乳香、沒藥、丹參。腰酸痛加枸杞、菟絲子。

【方解】　方中桑寄生、杜仲、川斷、狗脊補肝腎，強筋骨。補骨脂入腎充髓，塡腎精。牛膝益肝腎，壯腰腳，且引血下行。白芍養血斂陰，柔肝止痛。雞血藤活血通絡，再加靈仙走串通絡，使血活、絡通、痹痛除。本瓜舒筋止痛。

【療效】　以本方內服，配合活血通痹的中藥外洗，治療腰椎骨質增生病五十六例，痊癒三十六例，顯效十五例，有效五例，總有效率爲一〇〇%。合併頸腰骨質增生及隱性脊柱裂八例，痊癒四例，顯效二例，有效一例，無效一例，總有效率爲八八・一%。

【來源】　《福建中醫藥》一九九〇第二期。

骨刺克

【組成】白花蛇、血竭、三七、太子參、威靈仙等味組成。

【用法】研爲細末製成沖服劑，每次口服含生藥八克，每日二次，飯後用溫開水加少量黃酒或食醋送服。

【功效】活血通痹、止痛。

【主治】神經根型頸椎病、腰椎骨質增生。

【方解】白花蛇搜風走竄，舒筋通絡力強，善治頑痹、肢體麻木、筋脈拘急。血竭、三七活血祛瘀，通絡止痛。威靈仙通經行氣，善治風濕痹痛、肢體麻木、筋脈拘攣、關節屈伸不利。可增強白花蛇祛風、舒筋通絡之功；與血竭、三七同用增強活血祛瘀，通絡止痛之力。太子參能補氣健脾，益胃生津，防諸藥攻伐太過，使其攻不傷正。

【療效】本方治療神經根型頸椎病一百一十例，顯效八十五例，有效四十四例，無效八例，總有效率爲九二·七%。治療腰椎骨質增生所致的下肢麻木，疼痛者八十五例，顯效四十一例，有效三十五例，無效九例，總有效率爲八九·四%。

【來源】《北京中醫學院學報》一九九〇年第四期。

舒筋止暈湯

【組成】川芎、菊花、白芷、蒼朮、地龍、細辛、三七、威靈仙等十二味。

【用法】煎服，每日一劑，加少量食醋，水煎二次，早晚分服。

【功效】舒筋通絡，祛風止暈。

【主治】椎動脈型頸椎病。

【方解】方中川芎活血行氣，祛風止痛。三七祛瘀活血通絡，威靈仙祛風行氣。三藥合用，則可通經、活血、化瘀。經通則結散，因而可軟堅。地龍、蒼朮、菊花可祛風清熱，燥濕通絡。地龍、菊花還可平肝止眩暈。細辛、白芷祛風止痛。故本方具有舒筋通絡、祛風止暈之功效，可治椎動脈型頸椎病。

【療效】共治椎動脈型頸椎病八十例，顯效三十六例，有效三十二例，無效十二例，總有效率八十五%。

【來源】《北京中醫學院學報》一九九〇年第四期。

腰腿痛效靈湯

【組成】當歸、乳香、沒藥、制草烏、牛膝、杜仲、乾薑、雞血藤、靈仙等十三味。

【用法】煎服，每日一劑，加少量白酒或食醋水煎二次，早晚分服。

【功效】活血通絡，除痹止痛。

【主治】腰椎骨質增生症。

【方解】牛膝、杜仲補腎益髓，強壯腰膝。草烏、乾薑溫陽化氣。乳香、沒藥祛瘀通經止痛。當歸、雞血藤活血通絡。靈仙行氣通經，以助通經活血之功，牛膝引血下行，白酒可加速血液循環，增強藥勢。醋有軟堅之功。全方有活血化瘀，通經散結，補腎強筋壯腰的作用。

【療效】治腰椎骨質增生症一百三十例，顯效六十五例，有效四十八例，無效十七例，總有效率爲八七％。

【來源】《北京中醫學院學報》一九九〇年第四期。

平椎丸

【組成】黃芪、天麻、首烏、川烏、骨碎補、枸杞子、杜仲、牛膝、桃仁、紅花、狗脊等五十餘味。

【用法】各種藥物研末，製成蜜丸，每丸重十克，每次服一丸，每日三次，服十天爲一療程，兩療程之間停藥二天，可連服五個療程。

【功效】活血化瘀，通經活絡，平補肝腎。

【主治】腰椎骨質增生症。

【方解】略。

【療效】治療腰椎骨質增生症三百八十四例，顯效二百零八例，占五四·六%；有效一百四十九例，占三八·八%；無效二十七例，占六·六%。總有效率九三·四%。

【注意】服藥期間，應避免負重和強度活動。少數患者服藥後尿色變黑，多飲水後消失。有咽痛、失眠，服鹽開水或黑豆、蘆根後可消失。本藥丸辛熱溫燥藥物較多，有傷陰化燥傾向，素有肝腎陰虛者愼用，或加滋陰清火中藥內服。

【來源】《廣西中醫藥》一九九〇年第二期。

益氣聰明湯

【組成】黃芪十五～二十克　黨參十～十五克　葛根三十克　蔓荆子十克　白芍十克　黃柏十克　升麻十克　炙甘草三克　鹿含草三十克。

【用法】水煎服，一日一劑，一日二次，十劑爲一療程。

【功效】益氣養血，通絡止痛。
【主治】各種類型的頸椎病。
【加減】火升易怒加夏枯草、勾藤。頭痛如啄加藁本、川芎。寐欠加炒棗仁、合歡皮。
【方解】本方見於《證治準繩》，方中黃芪、黨參、甘草溫補脾胃，緩中焦。葛根、升麻、蔓荆子鼓舞清陽上升頭目。白芍斂陰養血、黃柏清降虛火。大劑量鹿含草益腎而除筋骨風濕，扶虛尤能活血通絡。近代證明，葛根、白芍能改善心腦血供，緩解腦血管和平骨肌痙攣，對頸椎病有殊效。故本方溫中有清，補中有散，升裡寓降，益氣兼顧養血，養血不忘活血，使中焦元氣旺盛沖和。中氣既足，上氣必充，清陽自升，則九竅通利，頭項暈痛等自然除。
【療效】治療頸椎病四十例，痊癒五例，顯效二十八例，好轉五例，無效二例，總有效率爲九五%。
【來源】《黑龍江中醫藥》一九九〇年第五期。

加味烏頭湯

【組成】制川烏十五克　制草烏十克　黃芪二十五克　麻黃十克　木瓜三十五

克　川斷二十克　狗脊二十克　白芍三十五克　桃仁十五克　土蟲十克　蜈蚣二條　甘草十克。

【用法】　先將烏頭加水煮煎三十分鐘，再入其餘藥物，再煎四十分鐘，共煎二次，收取藥液三〇〇ml，每日一劑，分三次分服，一個月爲一療程。

【功效】　溫經止痛，活血通絡，補腎壯腰。

【主治】　腰椎管狹窄證，X線片見椎管狹窄，腰椎有不同程度骨質增生。

【方解】　方中烏頭、麻黃溫經散寒，除濕止痛。芍藥、甘草緩急止痛爲輔。佐以黃芪益氣固表，通利血脈。依據腰爲腎之腑，在方中加入川斷、狗脊、木瓜以補腎壯腰，又可助烏頭、麻黃溫散。久病多瘀，故加桃仁、土蟲、蜈蚣活血、祛瘀通絡。

本方中烏頭用量越大，鎭痛效果越明顯。烏頭有毒，用量因人而異。對長期飲酒、吸煙，或長期用止痛藥者可適當加大劑量。

【療效】　治椎管狹窄證三十五例，均有效，有效率爲一〇〇%。

【來源】　《黑龍江中醫藥》一九九〇年第五期。

養血丸

【組成】　雞血藤、丹參、白芍、香附等。

【用法】上藥製成水丸，每次服六丸，一日二～三次，十五日爲一療程。

【功效】補腎健骨，活血通絡，消腫止痛。動物實驗，本方有消炎、鎮痛及改善血液循環作用。

【主治】骨質增生症。

【方解】略。

【療效】用本方治療骨質增生症七十一例，顯效四十四例，有效二十五例，無效二例，總有效率爲九七．二%。

【來源】《中國正骨》一九九〇年第三期。

當歸四逆湯加味

【組成】當歸、桂枝、白芍、細辛、木通、狗脊、伸筋草、甘草、大棗。

【用法】水煎服，一日一劑，十天爲一療程，二療程之間間隔三天，再服第二療程。

【功效】養血、溫經，散寒，通痹，止痛。

【主治】肥大性脊椎炎。

【加減】頸椎增生加薑黃、葛根。腰、骶椎增生加杜仲、牛膝。

【方解】當歸四逆湯加狗脊、伸筋草散寒通痹以止痛。杜仲、狗脊強筋壯骨以固本。牛膝、薑黃、葛根通經活絡、引藥達病所。

【療效】治療肥大性脊椎炎二十四例，顯效十一例，無效一例。

【來源】《湖南中醫雜誌》一九八八年第一期。

仙鹿湯

【組成】仙靈脾三十克　鹿含草三十克　骨碎補十五克　熟地十克　當歸十克　木瓜十五克　桂枝五克　雞血藤三十克　細辛五克　鱉甲十克　龜板十克　甘草十克。

【用法】水煎服。

【功效】活血通絡，滋陰補腎、軟堅。

【主治】骨質增生症。

【加減】頸椎增生加葛根十克；腰椎增生加附片五克；膝關節增生加懷牛膝十克。

【方解】仙靈脾、鹿含草、骨碎補、熟地補腎壯筋骨。仙靈脾、骨碎補尚能通絡除痹痛。當歸、雞血藤活血通絡。木瓜舒筋，止筋骨攣痛。桂枝溫經通絡，祛風寒濕痹而止痛。龜板、鱉甲滋陰補腎、軟堅。

【療效】治療八十八例骨質增生症，顯效五十三例，有效三十五例，總有效率爲一〇〇%。

【來源】《湖南中醫雜誌》一九八八年第五期。

益精壯骨湯

【組成】熟地十五克　白朮十克　龜板三十克　大棗十枚。

【用法】文火濃煎四次，一日服二次，一劑服二天。痛甚者，一日服一劑，二週爲一療程。

【功效】補精填髓，養血止痛。

【主治】腰椎肥大症。

【加減】陽虛者，君淫羊藿十五克　續斷十克；陰虛者，加枸杞子十克；臀部及下肢痛甚者，加木瓜十克、懷牛膝十克；屈伸不利者，加雞血藤二十克、白芍十克；外傷血瘀者，加廣三七六克；寒邪誘發者，加獨活六克。服藥後胃脘滿脹者，用砂仁四克拌熟地十克。

【方解】方中熟地養血滋陰，生精益髓。白朮補氣健脾，益氣生血。兩藥相伍，在於動靜結合，使之相得益彰，起到滋而不膩，補而不滯之效。使脾胃互相滋生，骨骼得到精血滋養。龜板滋陰填精，補腎強督。其功非草木所能比擬，爲腎經要藥。大棗既有健脾和胃，補養強壯之功，又有調和諸藥之效。諸藥合用，共湊強壯腰腎之功。

【療效】治療腰椎肥大症六十一例，顯效三十例，有效二十六例，無效五例，總有效率爲九一・八%。

【來源】《湖北中醫雜誌》一九八九年第五期。

頸椎病煎劑

【組成】人參十克　五靈脂十五克　靈仙十五克　半夏十克　夏枯草、羌活、菊花各十二克　川芎十克　當歸十五克　乳香六克　陳皮十克　蜈蚣二條。

【用法】水煎服，一日一劑，日服二次，二十天爲一療程。

【功效】益氣活血，散風通絡。

【主治】頸椎病。

【加減】偏寒者，加桂枝、細辛；偏熱者，酌加金銀花、蒲公英；偏濕者，加茯苓、蒼朮；腎虛者，加杜仲、巴戟天、續斷。

【方解】 人參益氣。五靈脂、當歸、川芎、乳香活血、祛瘀、通絡止痛、靈仙、羌活，祛風通絡除痹。蜈蚣有良好的通絡止痛作用，且能解痙。半夏、陳皮行氣健脾，祛濕化痰。夏枯草、菊花平肝治眩暈。

據記載：人參、五靈脂藥性相畏，而本方作者在使用中沒有發現任何不良反應及降低藥效作用，而且具有增強補氣活血、解痙、舒筋活絡的作用。

【療效】 治療頸椎病四十五例，痊癒六例，有效三十八例，無效一例，總有效率為九七・八%。

【來源】 《河北中醫》一九八九年第四期。

馬鹿湯

【組成】 制馬錢子一克　鹿含草十五克　淫羊藿、山楂各十二克　熟地、炙穿山甲、地龍、烏梢蛇各十克　蜈蚣二條　杜仲五克。

【用法】 水煎服，一日一劑。

【功效】 祛風通絡，益腎除痹。

【主治】 骨質增生症。

【加減】 頸椎病加葛根；上肢諸關節增生加桑枝；下肢諸關節增生加細辛；腰

椎增生加杜仲、川斷。但脊髓型頸椎病出現四肢痙攣時，禁用馬錢子，而加僵蠶。

【方解】　熟地、杜仲補腎益髓，強壯筋骨。鹿含草、淫羊藿補腎強筋壯骨，而袪風通絡。山楂消食健胃，活血化瘀。穿山甲袪瘀通絡、合山楂，增強活血袪瘀通絡之功效。地龍、烏梢蛇、蜈蚣搜風走竄，長於通絡止痛。馬錢子散結，活絡止痛，善治風濕痹痛，肢體拘攣痲木，與諸蟲類藥物配伍，則通絡止痛作用更強。

【注意】　馬錢子有毒，使用時必須依法炮製。先浸去殼以後，油炸或炒至棕褐色，以能研碎爲度。湯劑中馬錢子每日不超過一克，制用二克。出現中毒，可用乙醚作輕度痲醉，或用戊巴比妥鈉等靜脈滴注，以及水合氯醛灌腸以止驚。驚厥停止後，如胃中還有毒時，可用高錳酸鉀溶液洗胃。如出現頭暈等症，認爲用量過大，即減量。牙關緊閉及抽搐者，則爲中毒，即停藥，採取措施急救。有腎臟病及高血壓病，應謹愼使用。

【來源】　《河北中醫》一九八九年第五期。

頸椎散

【組成】　當歸、紅花、三七粉各等份。

【用法】　上藥共爲細末，每次服三克，一日三次，溫開水送服。九天爲一療程。

【功效】活血通絡止痛。

【主治】頸椎病。

【方解】頸椎病乃頸神經根或頸動脈受頸椎增生的骨刺壓迫刺激，而產生頸肩疼痛麻木、眩暈等症。由於骨刺的壓迫刺激產生局部的組織滲出、水腫，經絡瘀阻不通，不通則痛。故本方以當歸、紅花、三七活血袪瘀通絡、瘀袪則經絡通，通則不通。同時，可改善局部血液循環，促使局部水腫吸收消退，以減輕對神經根的壓迫，局部血液循環改善，可促進新陳代謝，有利於致痛物質排出和病損組織修復。

【療效】治療頸椎病患者八十四例，治癒六十一例，顯效十九例，無效四例，總有效率爲九五·二%。

【來源】《四川中醫》一九八九年第八期。

下乳湧泉散

【組成】當歸、生地黃各十～十五克　白芍十二～二十克　川芎、木通、通草各六～十二克　青皮十二～十六克　柴胡八～十四克　桔梗八～十二克　白芷、穿山甲、王不留行、漏蘆、花粉各十五～二十克　甘草三～六克。

【用法】　水煎服，一日一劑。或研爲細末，每次服五克，一日三次，一個月爲一療程，服二個療程爲限。

【功效】　養血行血，通經止痛。

【主治】　頸椎病。

【方解】　下乳湧泉散見於《清太醫院配方》，原爲肝鬱、絡阻、乳汁不下者而設。方中當歸、生地、白芍、川芎乃四物湯，可養血行血，補其本。穿山甲、王不留行、漏蘆、桔梗、通草、木通、白芷通經隧，化瘀散結，通行氣血。青皮、柴胡助肝之疏泄、血之運行。甘草調脾胃，花粉滋陰。因而本方具有養血行血、通經化瘀、散結通行的作用。通則不痛，經絡通行則痹痛除，所以用本方治療頸椎病獲良效。

【療效】　治療頸椎病五十一例，治癒十四例，顯效十八例，好轉十三例，無效六例，總有效率爲八八・二%。

【來源】　《四川中醫》一九八九年第十一期。

補腎除痺湯

【組成】　乾地黃三十克　山藥、山茱萸、制乳香、制沒藥各十五克　澤瀉、茯苓、牡丹皮、附子、桂枝各十克。

【用法】水煎服。

【功效】補腎益精，活血除痹。

【主治】老年退行性骨關節病。

【加減】關節腫脹痛甚，皮膚不紅不熱，全身寒濕偏重者，加制川烏、千年健、意苡仁、獨活，易乾地黃爲熟地黃。關節痛如針刺、屈伸不利及肌膚麻木不仁等瘀血偏重者，加當歸、地鱉蟲、桃仁、紅花。關節紅腫熱痛、周身困重等濕熱偏重者，原方桂枝、附子各減至三克，加黃柏、蒼朮、赤芍、地龍。氣血虛弱者，加黃芪、黨參、當歸、雞血藤。津虧腑實者，原方桂枝、附子減至五克，加寒水石、花粉、大黃。病在頸肩部者加葛根、薑黃。在肘腕指掌部位者，加靈仙、羌活。在腰髖部位者加牛膝、木瓜。在膝踝足趾部位者加薏苡仁、海桐皮。

【方解】本方乃金匱腎氣丸加味組成，腎氣丸的補腎作用在於補陰以生氣，助陽以化水，兼顧陰陽水火，以助先天精氣。加乳香辛溫，能宣通氣血，入腎溫補。沒藥苦辛平，破瘀以生新，散血而止痛，共爲宣通臟腑，疏通經絡之要藥。故對老年性退行性關節病能明顯消除症狀，控制和改善骨質增生。對軟骨鈣化和骨質疏鬆也有一定療效。

【來源】《四川中醫》一九八九年第四期。

抗骨質增生糖漿

【組成】　骨碎補、懷牛膝、制川烏、淫羊藿、制乳香、防風、當歸、黨參、桂枝、寸芸、青風藤、金剛刺、狗脊、羌活、莪朮、威靈仙、制沒藥、海桐皮、馬前子。

【用法】　上藥按比例各一份，製成糖漿，分裝於五〇〇、三〇〇ml瓶中備用。每次服十～十五ml，一日三次，四十～六十天為一療程。如藥液發生沉澱，需振搖後再服。

【功效】　祛風除濕，舒筋活絡，補骨活血，散瘀消腫，消炎止痛。

【主治】　各類骨質增生所致的肢體麻木、疼痛等症。

【方解】　骨碎補、淫羊藿、狗脊補肝腎、壯筋骨、強腰膝，且祛風濕除痹痛。黨參益氣，當歸活血。因氣為血之帥，氣行則血行，故以黨參當歸補氣活血。乳香、沒藥祛瘀，通經絡，除瘀阻痹痛。莪朮可破堅祛瘀，以增強乳香、沒藥祛瘀除痹之功效，川烏、桂枝可溫經散寒，祛經絡之寒濕。川烏可治頑痹，與馬錢子合用增強鎮痛除痹作用。威靈仙行經絡之氣，除鬱痹之腫痛。防風、寸芸、清風藤、金剛刺、羌活、海桐皮則祛風濕通經絡，除痹痛，善治風寒濕痹之症。諸藥合用，則祛風除濕，舒筋活絡，補骨活血，散瘀消腫。製成糖漿服用，因甘能補中扶正，且能緩解諸祛風活血藥之燥烈，有利於增強療效。

【注意】孕婦忌服。

【療效】治療骨質增生症一百例，治癒七例，顯效四十例，好轉四十九例，無效四例，總有效率爲九六%。

【來源】《中原醫刊》一九八九年第二期。

增生丸一號

【組成】雞血藤、大秦艽、穿山龍、明乳香、明沒藥宣木瓜、木防己、炙串烏、炙草烏、廣陳皮、全當歸。

【用法】上藥共爲細末，煉蜜爲丸，每丸重九克。每次服一丸，白開水送服，每日早晚各服一次。病重者，每晚可服一丸半，連續服一個月爲一療程。

【功效】祛風散寒，除濕活絡。

【主治】寒濕型骨痹。

【方解】本證因風寒濕邪侵犯經絡，日久凝聚不散入骨所致。方中以川烏散寒除濕、溫經止痛。草烏搜風祛濕，逐風散寒。兩藥合用祛風散寒力猛，濕經止痛效強，對風寒濕邪留戀久者，確有「黎照當空」以散陰霾之義。乳香、沒藥有活血散瘀定痛之功，兩藥並用能宣通臟腑經絡之瘀滯。木瓜、穿山龍舒筋活絡，祛風濕。木防己祛風除濕止痹痛。秦艽入血，可搜血中之風，祛風而不傷血，爲風藥之潤藥。陳皮健脾燥濕。血藤活絡止痛。當歸活血通經，兩藥兼可補血，以應「治風先治血，血行風自滅」之理，可糾諸藥辛燥之偏。諸藥配伍標本兼顧，共奏除濕散寒、活絡定痛之功。

【來源】《骨質增生病》。黑龍江科學技術出版社出版。一九八二年十月。

增生丸二號

【組成】雞血藤、穿山龍、生黃芪、甘藿葉、熟地黃、枸杞果、紫肉桂、宣木瓜、漢三七、鹿角膠、骨碎補。

【用法】上藥共爲細末，煉蜜爲丸，每丸重九克。每次服一丸，白開水送服。每天早晚各服一丸。病重者，每晚可服一丸半，連續服藥一個月爲一療程。

【功效】溫經補腎，活絡定痛。

【主治】腎虛型骨痹。

【方解】方中鹿膠補腎益精，強筋壯骨，熟地滋腎補血，枸杞補肝腎益精血，兼補腎陽。三藥共奏滋補肝腎，強壯筋骨之功。骨碎補、淫羊藿葉入腎補骨，肉桂專補命門之火。三藥合用則助陽化氣，陰陽滋生。穿山龍、血藤、木瓜袪風濕舒筋活絡，除痹痛。漢三七活血化瘀，袪經絡之瘀滯。四藥合用善除骨痹之標。黃芪補氣固表，可拒邪於外。故本方有補腎益精塡髓之功，可強筋骨止痹痛，適用於腎虛型骨痹的治療。

【療效】　用本方治療腎虛型胸腰椎骨痹症二百八十五例，顯效四十例，有效一百五十四例，總有效爲六八．〇八％。

【來源】　《骨質增生病》。黑龍江科學技術出版社出版　一九八二年十月

頸椎二號

【組成】　白芍二百四十克　甘草三十克　伸筋草九十克　葛根六十克　沒藥六十克　桃仁六十克　紅花六十克。

【用法】　將上藥研成細粉，壓片，每片〇．五克含生藥〇．三克。每次服五片，一日服三次，一個月爲一療程。

【功效】　散風袪濕，舒筋活絡，散瘀止痛。

【主治】　神經根型頸椎病。證見頸肩臂疼痛、麻木、無力，頸部活動受限。壓

頭試驗及臂叢牽拉試驗陽性。肌力下降，跟腱反射減弱，痛覺改變。X線示頸椎退行性改變。

【方解】　白芍養血柔肝，甘草緩急止痛，調和諸藥，對緩解肌痙攣及痙攣引起的疼痛有效。兩藥配伍乃芍藥甘草湯，可治腹痛及手足攣急。葛根有擴張血管作用，可解肌肉痙攣，治項背強直。桃仁能破血祛瘀止痛。紅花則活血祛瘀止痛。兩藥配伍可提高活血化瘀作用。乳香行氣活血止痛，舒筋消腫。沒藥破血散瘀，消腫止痛。互相配伍有行氣活血，散瘀止痛之功。故可達散風祛濕、舒筋止痛、活血化瘀的目的。對消除神經根型頸椎病所致的肢體疼痛麻木療效較佳。

實驗表明，本方對大鼠甲醛性足趾關節炎性腫脹有良好抑制作用。

【療效】　治療頸椎病二百三十二例，療效優八十三例，良七十一例，有效六十一例，無效十七例，總有效率爲九二・七%。

【來源】　《中西醫結合雜誌》一九八八年第五期。

頸椎寧膠囊

【組成】　制馬錢子粉一份　白花蛇粉十份　狗脊粉十份　琥珀粉三份　桂枝粉三份。

【用法】上藥按比例混合均勻，裝入膠囊，每粒重〇・四克。第一～三天，每天三次，每次服一粒。以後每日服二次，每次服二粒，均在飯後服。

【功效】祛瘀通絡。

【主治】各種類型頸椎病。

【方解】白花蛇、桂枝、琥珀、狗脊有活血化瘀，改善局部血液循環作用。有利於炎症吸收、消退及病理性產物的清除。馬錢子含士的寧，吸收後能興奮脊髓，改善周圍神經的營養代謝。同時馬錢子有良好的祛痹通絡止痛的作用，有利於消除炎症。

【療效】治療頸椎病一百六十七例，治癒二十二例，有效一百三十五例，無效十例，總有效率爲九四・一%。經隨訪復發率爲六・七一%。

【來源】《中西醫結合雜誌》一九八九年第十二期。

頸後康沖劑

【組成】黃芪、黨參、丹參、川芎、白芍、生地、葛根、地龍、桃仁、紅花等二十二味。

【用法】上藥製成沖服劑，一天服二次，十五天爲一療程，總療程爲一個半月。

【功效】 益氣養血，活血化瘀。除痹止通，利關節。

【主治】 頸椎病。

【方解】 黃芪、黨參補氣；白芍、生地滋陰養血，柔肝舒筋。四藥配伍可達補氣益血之功。丹參、川芎行氣活血，川芎尤能行血中之氣。葛根解肌生津，治項背強痛，能舒筋解痙。以利關節，是治頸肩疼痛良藥。丹參、川芎、地龍通絡活絡，除痹痛。桃仁、紅花祛瘀活血。諸藥合用，可收益氣養血、活血化瘀、除痹止痛、利關節之功效，對頸椎病所致的頸肩疼痛有良效。

【療效】 治療頸椎病一百七十七例，顯效六十三例，有效一百零一例，無效十三例，總有效率爲九二・七%。

【來源】 《中西醫結合雜誌》一九八七年第三期。

頸椎方

【組成】 丹參十五克　葛根三十克　白芍三十克　黃芪十五克　桂枝十二克　田七粉七克　炙草十克　生薑三片　大棗五枚。

【用法】 水煎二次，煎出液混合後，分三次溫服。

【功效】 行氣和血，祛風除濕，舒筋緩急。

【主治】 頸椎病。

【加減】 手臂麻木疼通者加秦艽十克 桑枝十二克。胸悶不舒加枳殼十二克、鬱金九克。腰背痛加金毛狗脊十五克、鹽炒杜仲十二克。頭暈者加龜板二十一克、枸杞十二克。

【方解】 丹參養血活血，祛瘀通經；葛根走太陽舒緩經脈；桂枝通經行血；白芍柔肝緩急；黃芪補氣固衛；田七粉祛瘀止痛、秦艽、桑枝祛風除濕以走上；杜仲、金毛狗粉祛風濕，壯腰腎；炙甘草、大棗調理脾胃。故本方有行氣和血、祛風除濕、舒筋緩急之功。

【療效】 治療頸椎病二十三例，對減輕疼痛，緩解症狀，有明顯效果。

【來源】 《湖北中醫雜誌》一九八七年第一期。

碎補狗脊湯

【組成】 骨碎補、金毛狗脊、赤芍、當歸、熟地各十克 沒藥、制川烏各五克 木香 甘草各六克。

【用法】 水煎服。

【功效】行氣活血，補虛止痛。
【主治】肥大性脊椎炎、腰肌勞損等所致腰痛。
【加減】風寒濕腰痛，加重制川烏，用量爲十克，狗脊改爲十五克。肝鬱腰痛，加重赤芍、當歸、木香用量。腎虛腰痛重用熟地、制川烏。瘀血腰痛重用赤芍、沒藥、骨碎補。
【方解】狗脊、骨碎補行氣活血，通絡，強筋補腎，爲主藥。赤芍、當歸。沒藥活血通經絡。使氣血行，經絡通，通則不痛。川烏祛寒止痛，木香行氣，助熟地，甘草補血和中。諸藥合用，則能行氣活血，補虛止痛，使疼痛解。
【療效】治療六十三例，痊癒二十一例，顯效二十六例，有效一例，無效三例，總有效爲九五・二%。
【來源】《湖北中醫雜誌》一九八八年第四期。

通督活血湯

【組成】當歸、丹參、赤芍、澤蘭葉、杜仲、金毛狗脊、蘇木、地龍各九克　鹿角片十五克　黃芪十八克。
【用法】水煎服，一日一劑。

【功效】　通督活血。

【主治】　腰椎管狹窄症，症見有間歇性跛行；一般步行百步左右即感腰痛，下肢麻木疼痛、酸脹。若彎腰或蹲下休息片刻，症狀暫時緩解，又能再次行走，但又重複出現。腰後伸疼痛，久站亦疼痛等。還適用於腰椎間盤脫出症。

【方解】　當歸、丹參、赤芍、澤蘭、蘇木養血活血，通經絡，消瘀腫。杜仲、金毛狗脊、鹿角片、地龍滋肝補腎，強壯筋骨，通督活絡。黃芪大補元氣，氣血同根，補氣即可補血，氣旺血行；且消水腫，起痿廢，有擴張血管、改善微循環和恢復肌肉細胞活力的作用，因此黃芪重用。

【療效】　治療二十八例腰椎管狹窄症患者，療效優十二例，良七例，好轉七例，未癒二例，總有效爲九三％。

【來源】　《湖北中醫雜誌》一九八三年第五期。

骨金丹八號

【組成】　炙馬錢子三克　赤芍十克　延胡五克　田三七三克　木香五克　沒藥五克　乳香五克　紅花五克　鬱金十克　秦艽二十克　獨活二十克　血竭五克　懷牛膝五克　桂枝五克。

【用法】　上藥共研細末，煉蜜爲丸，每丸重十克。每次服一丸。早晚空腹內服，三個月爲一療程。

【功效】　活血化瘀，舒筋通絡。

【主治】　血瘀型骨質增生症。患者多有外傷史，痛有定處，局部疼痛或麻木，一個姿勢過久往往加重。關節僵硬，伸屈不利。舌質紫黯，脈弦或沉澀。

【方解】　赤芍、田三七、沒藥、乳香、紅花、血竭活血化瘀，破堅通絡，經氣通則痛除。鬱金、延胡、木香行氣散滯，氣行則血行，血行則絡通。上述諸祛瘀藥配伍，共奏行氣祛瘀、通絡止痛之功。秦艽、獨活、桂枝祛風寒濕而除痹。馬錢子能散結活絡止痛，治風濕痹痛、拘攣麻木。與秦艽、獨活、桂枝合用，則可增強活絡止痛作用。牛膝活血、補腎強壯筋骨。故本方可活血祛瘀，舒筋通絡，用治骨質增生屬血瘀型者，可收良效。

【療效】　治療一百三十九例，顯效四十六例，好轉八十七例，無效六例，總有效率爲九五．七%。

【來源】　《新中醫》一九八二年第十期。

骨金丹十四號

【組成】　炙馬錢子五克　炙川烏五克　炙草烏五克　威靈仙十克　乳香十五克　沒藥十五克　川斷十克　桑寄生十克　赤芍十克　茜草二十克　丁公藤二十克。

【用法】　上藥共研細末，煉蜜爲丸，每丸重五克。每次服一丸，早晚空腹內服，三個月爲一療程。

【功效】　溫經活絡，祛濕散寒。

【主治】　寒濕型骨質增生症，患者多有受潮涼史，局部沉重，自覺發涼，得溫則減，活動受限。舌苔白滑，脈沉緩。

【方解】　馬錢子、川烏、草烏溫經散寒，通絡止痛，爲治寒濕痹痛要藥。威靈仙、茜草、丁公藤行氣通絡，除風寒濕痹。乳香、沒藥、赤芍活血祛瘀、通絡止痛。血性熱，遇寒則凝，故風寒濕可致經脈瘀滯不通。乳香、沒藥、赤芍祛瘀活血。可使瘀滯除，經脈通。靈仙可行經脈之氣，加強諸活血藥的祛瘀通絡之效。川斷、桑寄生補腎，壯筋骨，且可除痹。因此，本方具有溫經活絡、祛濕散寒的效功，於治骨質增生症屬寒濕者，是爲有的放矢，療效頗佳。

【療效】　治療骨質增生症七十四例，顯效八例，好轉五十七例，無效九例，總有效率為八七・八%。

【來源】《新中醫》一九八二年第十期。

益腎養血和絡湯

【組成】骨碎補　補骨脂　菟絲子　狗脊　川斷　當歸　川芎　雞血藤　葛根　烏梅。

【用法】水煎服。

【功效】益腎養血，和絡止痛。

【主治】脊椎骨質增生症。

【加減】夾濕者，加蒼朮，寒痛者，加制川烏（或加制香附）、桂枝（或細辛）。頸椎病一般用葛根，去川斷。腰椎病用川斷而去葛根。

【方解】骨碎補，補骨脂、菟絲子、狗脊、川斷益腎，壯筋骨，且可祛風濕除痹痛。當歸、川芎、雞血藤養血補血，前述諸藥配伍則有和絡通經止痛之功，葛根舒筋，解肌痙攣，除頸肩攣痛。諸藥合用，達益腎養血，和絡止痛之目的。

【療效】治脊椎增生病四十三例，全部病例服五～十劑時，疼痛、麻木、無力、轉側不利等症狀均有減輕。繼續治療後，四十二例症狀基本消失，平均服藥四十一劑，一例服藥五十劑症狀未能進一步減輕。

【來源】《實用中醫內科學雜誌》一九八九年第三期。

活血通絡湯

【組成】羌活十克　桂枝六克　川芎十五克　當歸十五克　赤芍十二克　丹參三十克　雞血藤十五克　靈仙十五克　片薑黃十克。

【用法】水煎，加黃酒一〇〇ml入煎，早晚各服一次，每日一劑，連服三十劑爲一療程。

【功效】活血通絡。

【主治】神經根型頸椎病。

【加減】項背強痛加葛根。頭暈目眩加天麻、勾藤。手臂冷痛加制川烏，加重桂枝。口乾唇燥去桂枝，加生地、麥冬。胃納不佳，加白朮、陳皮。伴高血壓，加炙地龍、懷牛膝。

【方解】羌活、桂枝、靈仙、薑黃溫經通絡，除上肢，頸肩痹痛，靈仙尚能行經絡之氣。當歸、川芎、赤芍、丹參、雞血藤活血祛瘀，通經絡。川芎可行血中之氣，配伍靈仙，加強行氣作用，使氣行血活。黃酒可促進血液循環，助藥勢達病所，充分發揮藥效。共達活絡通經、活血止痛之目的。

【療效】　治頸椎病五十八例，痊癒四十四例，顯效十三例，無效一例，總有效率爲九八%。

【來源】　《實用中醫內科雜誌》一九八八年第一期。

疏風養血湯

【組成】　川羌活、北防風、薄荷葉、正川芎、全當歸、紫丹參、粉葛根、西秦艽、僵蠶、大熟地、生白芍、生甘草。

【用法】　水煎法。

【功效】　補益肝腎，益氣養血，祛風通絡。

【主治】　頸椎病。

【加減】　風陽上擾，頭昏耳鳴去羌活、薄荷、川芎，加明天麻、珍珠母、炙龜板。腎陰不足，心煩不寐，去薄荷、羌活、加枸杞子、山萸肉、夜交藤。氣血兩虧，膚澤失潤，加炙黃芪、太子參、炒白朮、阿膠。風寒濕重，肢體麻木加祁蛇、蜈蚣、全蝎。濕熱痛去羌活、薄荷，加桑枝、銀花藤、絲瓜絡、片薑黃。

【方解】　防風、羌活、薄荷祛風，通絡，除風寒濕痹。秦艽、僵蠶去風，解痙、緩解肌肉痙攣，舒筋止痛。當歸、川芎、丹參活血養血，通經絡瘀阻。熟地、白芍補血滋陰，益肝腎，壯筋骨。白芍養血柔肝，全甘草爲芍藥甘草湯，酸甘化陰，緩急解攣，舒筋止痛。葛根生津養陰，善解肌，治項背強痛，甘草調和諸藥且補中。

【療效】治頸椎病八十五例，痊癒三十四例，顯效二十五例，好轉二十例，無效六例，總有效率爲九三％。

【來源】《江西中醫藥》一九八七年第三期。

骨痹湯

【組成】粉葛、秦艽、靈仙、當歸各二十克　白芍三十克　延胡索、制川烏、獨活各十克　蜈蚣三條（去頭足）天麻六克。

【用法】天麻另研爲細末吞服，餘藥水煎服。

【功效】養血化瘀，散寒除濕，搜風解痙，軟堅散結。

【主治】頸椎骨質增生。

【加減】偏寒者加桂枝、細辛、白芥子、制附片、淫羊藿。偏熱者，酌加板藍根、銀花、連翹。偏濕者，加茯苓、薏苡仁、蒼朮。氣虛血滯加黨參、丹參。腎虛加枸杞子、巴戟。

【方解】　白芍、當歸、延胡索有養血散瘀，解痙止痛，治撲損等作用。粉葛、蜈蚣、天麻有搜風止痙、通絡散絡、療肢體不遂之功。靈仙、秦艽、川烏、獨活祛風散寒、除濕通絡。白芥子溫化寒痰，利氣散結。桂枝、附片、細辛能溫通散寒。

【療效】　治頸椎骨質增生症二百五十七例，痊癒二百二十三例，顯效二十二例，有效十二例，無效五例。大多數服藥三十餘劑左右即告痊癒。少數服藥十餘劑即顯效。

【來源】　《新中醫》一九八五年第十期。

活絡通痹湯

【組成】　獨活、川續斷、制川烏、制草烏、熟地各十五克　桑寄生、丹參、黃芪各三十克　細辛五克　牛膝、地龍、烏藥、炙草各十克　土鱉六克。

【用法】　上藥一劑，水煎二～三次，混合後分二～三次服下。藥渣用紗布包好乘熱敷於腰部，以溫熱不損傷皮膚爲度。

【功效】　補腎壯陽、調氣活血，通經活絡，祛風利濕，散寒止痛。

【主治】　肥大性脊椎炎。

【加減】　腰部冷痛，得熱則舒，加肉桂十克，以溫經散寒，腰部熱痛，遇熱痛劇，去細辛，減少川烏用量。再加忍冬藤，薏苡仁、桑枝各三十克以清熱利濕。腰痛甚，轉側不利，加狗脊十五克、烏梢蛇十克以通經活絡。腿痛行走困難，加木瓜十克、伸筋草十五克，以通經活絡，緩急止痛。與氣候變化有關，加威靈仙、過江龍各十克，以祛風除濕，活血通絡。

【方解】　方中獨活、寄生、川斷能補肝腎，舒筋骨，通經絡，祛風濕。丹參、烏藥理氣活血，祛瘀通絡。熟地、黃芪、炙草補氣養血，扶正祛邪。制川烏、制草烏、細辛溫陽散寒，通絡止痛。諸藥合用可改善血液循環，緩解腰椎壓迫，達到通則不痛之目的。

【療效】　治療腰椎骨質增生等所致肥大性脊椎炎一百一十例，痊癒六十七例，顯效三十例，有效十一例，無效二例。總有效率爲九八・二%。

【來源】　《新中醫》一九八五年第十期。

桂枝活絡湯

【組成】　桂枝、赤芍各十五克　白芍、丹參各三十克　當歸十二克　乳香、沒藥、炒穿山甲各十克　蜈蚣二條　秦艽二十克　甘草三克。

【用法】　水煎服。

【功效】調和營衛、溫通經絡，活血祛瘀，止痛。

【主治】頸椎病、增生性脊髓炎、風濕性關節炎、類風濕性關節炎、肩周炎、坐骨神經痛等。

【加減】寒阻絡加制川烏，制附子、麻黃、細辛。濕熱阻絡，去當歸、白芍、炒穿山甲。加石膏、知母、銀花藤、黃柏、防己、牛膝、苡仁、地龍。寒熱錯雜，加制附子、制川烏、石膏、滑石。口乾加生地，口苦加黃柏。瘀血阻絡，加紅花、松節、延胡、炙水蛭。肝腎兩虛，加杜仲、熟地、續斷、巴戟、補骨脂。痰濕阻絡，去白芍，加苡仁、萆薢、半夏、茯苓、白芥子。氣虛加黃芪、黨參。血虛加雞血藤、當歸、首烏。氣陰（血）兩虛，加黃芪、太子參、麥冬、五味、制首烏。上肢痛加羌活、桑枝、靈仙。肩關節痛加防風、薑黃。下肢痛居牛膝、獨活、千年健、海桐皮。腰痛加杜仲、枸杞、巴戟。足跟痛，重用白芍，加肉蓯蓉、補骨脂、枸杞。四肢痛加羌活、獨活、防風、薑黃、千年健。肢體痲木加黃芪、雞血藤、天痲、栝蔞、膽南星。但痲不木爲氣虛，重用黃芪。但木不痲爲濕痰、死血，加風化硝、薑汁、半夏。關節僵直有畸形，加金蝎、骨碎補、虎骨（或豹骨、猴骨）、鹿角膠。皮下紅斑加生地、丹皮。

【方解】本方由桂枝湯合活絡效靈丹組成。加蜈蚣、穿山甲尤善走竄，性專行散，搜風止痛。白芍養血緩急，赤芍活血通絡。合用補而不礙邪，通而不傷血。故多重用白芍（三十～六十克），再伍以甘草，酸甘化陰，緩急止痛，對肢體關節之拘攣疼痛更爲合宜。附子、川烏均爲溫經散寒止痛之要藥。附子溫腎助陽，溫經散寒作用優於川烏。川烏通痹祛風，止痛強於附子。合用則對寒濕痹阻經絡、關節冷痛劇烈，不能行走者最宜。臨床用量宜大（一般爲十五～三十克），量小則較差。兩藥有毒，直先煎一～二小時。對於寒熱錯雜的證候，見關節冷痛，局部畏寒等症，即使有熱象，亦可用之。再配石膏、滑石或黃柏、生地清熱養陰以治內熱，寒溫並用，往往收效顯著。

【療效】治療頸椎病、增生性脊椎炎等症一百三十例，痊癒六十七例，顯效三十八例，好轉二十四例，無效十一例，總有效率爲九一．五％。

【來源】《新中醫》一九八七年第四期。

白芍木瓜湯

【組成】白芍三十克　木瓜十二克　雞血藤十五克　靈仙十五克　甘草十二克。

【用法】水煎服。

【功效】補肝腎、柔筋骨，活血化瘀，軟堅，緩急止痛。

【主治】各種骨質增生症。

【加減】此方重用白芍，如效果不顯著，可逐漸增加至六十克。若有腹瀉，可加炒白朮十五克，茯苓十二克。

頸椎增生加葛根十二克；胸椎增生加狗脊十二克；腰椎增生加杜仲十二克、懷牛膝十二克（亦適用於膝關節骨關節病）。

【方解】此方用白芍、木瓜爲主，有養陰營肌、疏通脈絡之作用。輔以活血化瘀、散風驅濕之品治療骨質增生疾病。因白芍性寒，味酸，氣厚味薄而微降，陽中有陰。可鎮痛，緩解拘攣。對骨骼肌有抗痙攣作用；對平滑肌有鎮痛作用。並有抑制中樞和脊髓反射弧興奮作用。驅瘀血，散惡血，逐賊血，有淨化血液和滋陰補腎，軟堅軟化骨刺的作用。佐枸杞、杜仲、懷牛膝滋補肝腎。雞血藤味甘苦，性溫，補血活血，加強驅瘀血作用。靈仙味辛鹹性溫，發散風濕，舒筋活絡，軟化骨刺。甘草味甘，調和諸藥，藥理研究有抑制末梢神經興奮作用。

【療效】治療骨質增生症一百六十例，痊癒一〇九例，顯效四十二例，進步九例，總有效率爲一〇〇%。遠期復查六十例，隨訪時間爲四個月至六年。隨訪結果，痊癒五十八例，顯效一例，進步一例，治癒率占九六．七%。

【來源】《新中醫》一九八〇年第一期。

骨刺丸

【組成】熟地黃、骨碎補、炙馬錢子、雞血藤、肉蓯蓉各六十克　漢三七、淨乳香、淨沒藥、老川芎各三十克。

【用法】以上各藥共研爲細末，煉蜜爲丸，每丸重六克。早晚各服一丸，溫開水或黃酒送服。

【功效】補益肝腎，塡精益髓，活血止痛，使氣血得充，筋骨滑利，筋健骨強。

【主治】頸椎、胸椎、腰椎、髖、膝關節、跟骨等骨質增生症；類風濕性關節炎、大骨節病等。

【方解】方中熟地是補益肝腎要藥，能滋陰養血、塡精補髓。肉蓯蓉補腎助陽，生精益血。骨碎補能補腎接骨，活血止痛，並能溫腎壯陽。馬錢子能散血熱，消腫止痛。雞血藤活血補血。舒筋通絡，對腰膝酸痛、手足痲木、風濕痹痛，以及瘀血作痛均有明顯的緩解止痛作用。漢三七能散瘀活血，而止血消腫定痛之效更強。乳香及沒藥能通經絡，活血散瘀，止痛消腫，伸筋生肌。乳香行氣活血作用強於沒藥，沒藥散瘀活血作用大於乳香。二藥合用則行氣止痛，活血消腫作用更強。川芎能升能散，通十二經，行氣活血，散風止痛。諸藥合用對骨質增生症有較好的療效，對外傷所致的創傷性關節炎有較好的療效；對類風濕性關節炎、大骨節病均有緩解疼痛作用。

補腎和活血化瘀藥物內服治療骨質增生症，能獲良好的療效，可能是服藥後加強了機體的內在潛力，增加或塡補了關節表面的粘多糖蛋白的消耗，使疲勞或衰竭關節得到修復。

【療效】　治療骨質增生三百二十例，顯效二十一例，占六·五%，好轉二百五十九例，占八十%，無效八例，占二·五%，效果不明二十九例，占九·〇六%。停藥一年後復發者有三例，占〇·九%。

【來源】　《陝西中醫》一九八五年第二期。

定眩湯

【組成】　天麻、半夏、全蝎、僵蠶各九克　白芍、夜交藤各二十四克　勾藤二十克（另包後下）　茯苓十五克　丹參三十克。

【用法】　每劑水煎五百ml，分二～三次服完，一日一劑，十五天爲一療程。一個療程後，停藥二～三天，再進行第二個療程。

【功效】平肝定眩，舒頸醒腦。

【主治】椎動脈型頸椎病。證見頸項強、項肩背疼痛、眩暈、噁心嘔吐、頭痛耳鳴、卒倒、視力模糊。檢查見頸部肌肉痙攣，活動受限，棘突旁壓痛。椎基底動脈供血不足，頸椎有退變，勾椎關節增生，頸生理曲度改變等。

【方解】天麻、勾藤、白芍養陰清熱，平肝熄風，並解痙止痛。丹參、夜交藤養血活血，補腎安神。半夏、茯苓降濁痰，健脾胃。全蝎、僵蠶通絡活血、平肝熄風。故本方有平肝定眩、舒筋醒腦的作用，可治椎動脈型頸椎病。

【療效】治療六十例，治癒三十六例，顯效十八例，有效四例，無效二例，總有效率爲九六・七%。

【來源】《陝西中醫》一九八八年第七期。

抗骨質增生飲

【組成】大獨活、川續斷、懷牛膝各十五克　海桐皮三十克　西秦艽十八克　川杜仲、威靈仙、全當歸、廣地龍各十克　巴戟天十二克　金狗脊、骨碎補、生甘草各九克。

【用法】每日一劑，水煎二次，早晚分服。重症，每天服二劑，十日爲一療程，休息三～五日，再進行第二療程。

【功效】補益肝腎，強筋健骨，活血通絡，消腫散結。

【主治】腰椎骨質增生症。

【加減】熱盛加防己、絲瓜絡。寒盛加黑附子、制川烏、濕盛加苡仁、豨薟草。風盛加防風、羌活。大便秘結，加大黃。劇痛，加玄胡、沒藥。氣血兩虛，加黨參、黃芪、熟地、黃精。

【方解】方中金毛狗脊、懷牛膝、川杜仲、川續斷可補益肝腎，祛風濕，壯筋骨，利關節，止痹痛，通血脈。佐靈仙、海桐皮祛風除濕，通絡止痛。西秦艽爲治三痹必用之藥，配合大獨活祛風勝濕止痛。骨碎補益精塡髓而補腎，並可活血鎮痛。巴戟天補肝腎，健筋骨，祛風濕，逐風濕。全當歸補血活血，消腫止痛，促進局部血液循環，祛瘀而生新，緩解疼痛。透骨搜風之地龍，功專搜削，通利經絡，引藥直達病所。可增強祛風除濕，行血止痛之功。生甘草性味甘平，能緩急止痛，調和諸藥。諸藥組合可使骨刺致密質或毛刺組織變成疏鬆組織而易於吸收。

【療效】治療腰椎骨質增生症五十四例，痊癒四十一例，好轉十例，無效三例。總有效率爲九四．四%，痊癒組四十一例，經半年至一年追訪，結果三十九例中痊癒三十四例，好轉四例，無效一例。

【來源】《新疆中醫藥》一九八八年第一期。

骨蛇桂葛丸

【組成】骨碎補一百二十克　金錢蛇三條　桂枝六十克　粉乾葛一百二十克　羌活、當歸各六十克　制乳香、制沒藥各三十克　生白芍九十克　生甘草、炮山甲各三十克　雞血藤、巴戟天各八十克。

【用法】上藥共爲細末，水泛爲丸，每丸綠豆大小，曬乾裝瓶備用。每次服六克，每天服三次，並水送下，一料藥服四十天。

【功效】補腎強督，通絡祛風，養血蠲痹。

【主治】頸椎病。

【方解】骨碎補補腎活血，通痹。桂枝味甘溫走太陽，入血分而通陽氣，芍藥苦平，用量多於桂枝，欲斂桂枝之辛，不走肌腠而作汗，潛行於經脈而定痛。葛根乃藤蔓之根，下提地中陰氣。緣上而攀附諸物，有類太陽經脈，擷腎精、胃津而達於上，通經絡而舒筋解痙。金錢蛇專走竄，入筋骨而去大風，是治頑痹之良藥。羌活辛通，搜剔太陽久留之風邪；炮山甲能宣通臟腑，貫徹經絡，透達關竅，凡血凝血聚爲病皆能開之。與乳香、沒藥、當歸、雞血藤合用，則活血通絡，止痛蠲痹之功著。巴戟溫而不熱，健脾開胃，既益元陽，復塡陰水，直接續之利器，有近效而又有遠功，溫養督脈，督脈得養，則痹者自通。甘草協和諸藥。

【療效】　治療二十例，其中服藥一料得顯效者六例，服藥二料得顯效者十二例，服藥三料得顯效者二例。經X線攝片，頸椎間盤淸晰度增加，臨床症狀基本消失者屬顯效。

【來源】　《遼寧中醫雜誌》一九八八年第四期。

腰腿痛膠囊

【組成】　馬錢子七百克　全蝎、地龍、土鱉各七十克　鹿角粉五十克　甘草三十克　朱砂十克。

【用法】　先將馬錢子浸泡於淸水中五天，每天換一次水。接著煮沸三次，撈出曬乾，加香油（香油是馬錢子的五分之一量）炸至有響爆之聲，外呈棕褐色、切開內呈黃褐色爲度。將全蝎、地龍、土鱉、甘草四藥於淸水中洗淨曬乾，焙黃脆爲度。再將鹿角鋸成小段，每段約五公分長，加熱水浸泡半天，用蒸籠蒸透（約一～二小時），趁熱劈成碎片，曬乾。最後將朱砂用吸鐵石吸除鐵屑，研成細末另包。把前六味藥呈混合粉麵狀兑入朱砂，裝入膠囊。每粒〇．五克重，備用。每晚睡前用糖開水送服二粒。二十天為一個療程，療程之間間隔三～五天。一療程後，若無效，可加服一粒。一般用藥一～三個療程可癒。

【功效】 活血化瘀，祛風除濕，行痹止痛。

【主治】 骨質增生、頸椎病、肩周炎、坐骨神經痛、腰肌勞損、風濕性關節炎、類風濕性關節炎等。

【方解】 馬錢子為本方主藥，占全方七十％，取其開通經絡，透達關節之力。一次藥量（一克）中含〇．七克馬錢子，中國藥典規定，馬錢子常用量為〇．三～〇．六克（含士的寧二～五㎎）。

而只有用足量才能起到良好的作用。其次方中蟲類藥多，有三味，占藥量的二一％，取其搜風剔邪，助馬錢子祛風除濕止痛。鹿角為血肉有情之品，可壯陽益精，溫補肝腎，益精促骨。與諸藥配伍，使攻中有補，攻補兼施。甘草調和諸藥，減低毒性。膠囊可避其腥味。

【注意】 使用本方必須嚴格掌握劑量，年老體弱服藥後三小時內避免活動。有嚴重心臟病者愼用。孕婦忌用。

【療效】 治二〇四例，痊癒一百一十二例，顯效六十七例，好轉十六例，無效九例，總有效率爲九五・六%。最短者，服藥一療程獲效。最長者，服藥六個療程才獲效。平均服藥二・五個療程獲效。

【來源】《遼寧中醫雜誌》一九八八年第十一期。

複方桂枝葛根湯

【組成】葛根三十~五十克　桂枝十二~三十克　白芍十二~三十克　半夏十克　生薑十克　白芥子十克　桃仁十二克　雞血藤三十克　黃芩十二克　甘草九克。

【用法】水煎服，每日一劑，二週爲一療程。

【功效】調和營衛，溫通升陽，袪瘀化痰，緩痙止痛。

【主治】頸椎病。

【加減】四肢麻木掣痛者，加生乳香、沒藥、地龍、豨薟草，重用白芍、甘草。四肢痿軟無力，加仙靈脾。胸背痛，加瓜蔞、薤白。頭痛加川芎、赤芍、白芷、蔓荊子。眩暈加白朮、天麻。心悸去雞血藤，加丹參、遠志、菖蒲。失眠加小麥、大棗。退行性骨質增生，加土鱉、蜈蚣，並配服舒筋活絡酒（紅花九克、三七三十克、白花蛇一條、加白酒〇・五kg，浸泡十天後服用，每次服十~十二ml，一日服三次）。

【方解】本方是在桂枝葛根湯的基礎上變化而來。桂枝、白芍調和營衛，解肌祛風。重用葛根升陽發散，而解項背之強急。上能引諸藥上達於頸，使藥達病所。配伍半夏、生薑化痰祛濕。白芥子化筋骨間痰結。桃仁、雞血藤活血化瘀，通絡止痛。佐黃芩清熱，兼制桂枝之溫熱，甘草調和諸藥。

【注意】女性在月經期和妊娠期忌服。

【療效】治療頸椎病七十例，痊癒九例，顯效三十例，好轉二十九例，無效二例，總有效率爲九七・一%。

【來源】《遼寧中醫雜誌》一九八三年第六期。

頸痛方

【組成】黃芪三十克　葛根二十五克　丹參二十五克　當歸尾二十五克　赤芍十二克　桃仁十二克　羌活十二克　桂枝十克　紅花十二克　片薑黃十二克　甘草十克　獨活十克。

【用法】水煎服，一日一劑。

【功效】活血化瘀，解痙祛風，通經止痛。

【主治】頸椎綜合徵。

【加減】　上肢麻木無力，加黨參二十克；炒白朮十二克。伴頸肩臂放射痛甚，加元胡十二克、川楝十二克。伴疼痛游走不定，遇冷痛甚，加細辛三克、防風十克。伴頸肩部軟組織攣痛，加全蟲十克，蜈蚣二條。伴頭痛，去桂枝、片薑黃、紅花，加川芎十五克、勾藤十五克（後下）、蔓荊子十克。半眩暈嘔吐，土羌活、桂枝、片薑黃、紅花，加杞果二十五克、菊花二十五克（後下）、竹茹二十五克。

【方解】　頸痛方由黃芪建中湯化裁而來。黃芪健中湯對表陽虛而引起身體疼痛的症候，療效較好，在此基礎上加活血化瘀藥治療頸椎病取得了良好療效。方中以丹參、當歸尾、赤芍、桃仁、紅花活血祛瘀、通經止痛。大量選用具有擴張血管、增加血液循環灌注量、促進體液循環的功效。緩解肌肉痙攣的葛根、丹參，對頸項強硬有明顯緩解作用。氣爲血帥，氣行則血行。

配伍補氣的黃芪，可增加活血化瘀藥的效用。久痛入絡，故加羌活、獨活以搜風勝濕止痛。桂枝溫經通絡，且能引諸藥上行。片薑黃理血中之氣，爲治肩頸痛之良藥。甘草調和諸藥。

【療效】　服用本方配合按摩治療頸椎綜合徵四十七例，治癒三十四例，顯效八例，好轉四例，無效一例，總有效率爲九七·九%。

【來源】　《遼寧中醫雜誌》一九九〇年第六期。

助陽化瘀湯

【組成】杜仲十五克　淫羊藿葉十二克　肉蓯蓉十八克　補骨脂十克　鹿含草、當歸各十二克　丹參三十克　紅花、萊菔子各十克。

【用法】水煎服，每日一劑。

【功效】補肝益腎，助陽化瘀，通絡除痹。

【主治】腰椎骨質增生症。

【方解】杜仲甘，微辛溫，補益肝腎。肝主筋，腎主骨，肝充則筋健，腎充則骨壯。肉蓯蓉甘而微溫，鹹而質潤，最具補陽而不燥，濕潤而不膩的特點。補骨脂補腎壯陽，爲腎虛腰痛常用之品。當歸甘補辛散，若泄溫通，既能補血，又可活血。丹參有袪瘀通絡之功。紅花有活血通絡，袪瘀止痛之效。羊藿葉、鹿含草既能補腎陽，強筋骨，又能袪風濕，治痹痛。

【療效】治腰椎骨質增生一〇八例，臨床治癒八十四例，顯效二十例，好轉四例，總有效率爲一〇〇%。

【來源】《江蘇中醫雜誌》一九八七年第六期。

骨質增生丸

【組成】　熟地十五克（乾燥後，研取淨末十・五克）　肉蓯蓉十克（乾燥後，研取淨末八・五克）　鹿含草十克　骨碎補十克（去淨毛、銼碎）　淫羊藿十克　雞血藤十克（銼碎）　萊菔子五克（銼碎）。

【用法】　取鹿含草、骨碎補、淫羊藿、雞血藤、萊菔子共四十五克放入濃縮缸或大號搪瓷筒內（忌用鐵鍋），加水四百七十五克，慢火熬沸後，再熬一個半小時。將藥液濾出，然後加水三百七十五克，如前法再熬濾出藥液。將兩次藥液混合在一起，濾淨藥渣。放入缸內濃縮成流浸膏十一克，取出加煉蜜一・五克，並加熟地、肉蓯蓉細麵和膏調勻，做成丸，每丸重二・五克。每次服二丸，一日服二～三次。

【功效】　補腎，強筋健骨，活血，利氣止痛。

【主治】　增生性脊椎炎、頸椎病、跟骨刺、大骨節病及創傷性關節炎等。

【方解】　本方以熟地爲主，取其補腎中之陰（塡充物質基礎），淫羊藿興腎中之陽（生化功能動力），合肉蓯蓉入腎充髓。骨碎補、鹿含草補骨鎭痛。加雞血藤通絡，行氣活血，不但能增強建骨舒筋作用，而且能收到通則不痛之功效。佐萊菔子健胃消食，理氣，以防補而滋膩。

【注意】感冒發燒或其他原因引起的高燒忌服，兼有其他慢性病，可與他藥合用。

【療效】治療一千例，顯效八〇三例，好轉一百四十一例，無效五十六例，總有效率爲九四．四％。

【來源】《遼寧中醫雜誌》一九八二年第二期。

加減葛根湯

【組成】白芍三十克　葛根十五克　桑枝九克　桂枝九克　木瓜十五克　雞血藤十二克　炙甘草六克。

【用法】水煎服，一日一劑，十劑爲一療程，一般服二～三療程。

【功效】養血營肌，柔肝舒筋，活血化瘀，通絡活脈。

【主治】神經根型頸椎病。

【加減】血瘀明顯者，加當歸、川芎、桃仁。頭痛眩暈者，加枸杞子，石菖蒲、蔓荆子。伴高血壓者，加勾藤、山楂、豨薟草。手臂痲木較重者，重用雞血藤、桑枝，加川芎、桔梗。腹瀉便溏，加炒白朮、茯苓、防風。

【方解】白芍味酸軟堅，柔肝補腎，而通順血脈，除瘀血破堅積，有軟化骨刺之功。藥理研究證明，白芍對骨骼肌有抗痙攣作用，並有抑制中樞和脊髓反射弧興奮的作用。葛根發散，主治諸痹，除頸項疼痛。桔梗性溫，宣通經脈，入肝而行血，能載藥至痛處。配桑枝舒筋脈之攣急，利關節之壅阻，有除肩臂麻木痹痛之功。雞血藤補血活血，逐瘀散積。木瓜酸能走筋，除項強筋痛。甘草通經脈，利氣血，調諸藥。故有養血榮肌、柔肝舒筋、活血祛瘀；軟堅止痛、散風除濕之功效。

【療效】　治神經根型頸椎病六十八例，治癒十七例，顯效三十八例，好轉七例，無效六例，總有效率爲九一・一%。

【來源】　《福建中醫藥》一九八三年第二期。

酸棒棵根方

【組成】　酸棒棵根六十克　茜草根三十克　小黑豆三十克　超過一年的公雞一隻　小黃米（小紅穀米）〇・五公斤　麥麴曲一百二十克。

【用法】　①、燉雞法：將雞宰殺，去毛皮及內臟。把乾酸棒棵根六十克；茜草三十克、小黑豆三十克混合，用紗布包紮裝入雞腹，放入瓷盆內，加紅穀米酒一・五公斤（小紅穀米〇・五公斤，加水三公斤，熬成稀粥。麥麴一百二十克，烘焦研細，放入稀粥內攪拌均勻，倒入小缸內密封，可釀紅穀米酒七・五公斤）密封。鍋內加水，將盛雞的瓷盆放鍋內燉，待雞爛熟爲度。

服法：去藥草，將雞肉、黑豆和湯分成四～六份，早晚各服一份。剩下的雞骨焙乾研末，用小紅穀米酒沖服。每天服三次，每次服十克。服二隻雞爲一個療程，一般服二～六療程。

②、超過一年的公雞五隻，酸棒棵根三千克、茜草根一千五百克、小黑豆一千五百克。先將雞剔除雞肉及內臟，焙乾雞骨，打碎，同上藥混合磨成粗粉。用一半粗粉水煎濃成膏，另一半粗粉磨成細粉。然後將膏與粉混合，製成顆粒，壓成片，每片〇·五克，曬乾裝瓶備用。

服法：每次服六～十片，一日服三次，用小紅穀米酒沖服。十日爲一療程，兩療程間停藥二～三天。最短服藥三個療程，最長服藥十個療程。

【功效】舒筋活絡，通經行瘀，祛風濕，續筋壯骨，補氣血。

【主治】骨質增生症，頸椎病。

【方解】酸棒棵根，俗稱酸留根，性平，味酸澀而甘，具有收澀、活血化瘀，舒筋活血、祛濕止痛之功。臨床證明，有化骨刺、抑制骨刺生長的功效。茜草可舒筋活血。通經絡，除痹痛。黑豆、雞可補虛，益氣血。酒可行氣活血，促進血液循環，載藥達病所，並增強藥勢。

【療效】　用本方共治療骨質增生症一〇五例，其中用燉雞法治療二十五例肥大性脊椎炎，治癒十八例，顯效三例，好轉四例；治骨質增生三十例，治癒四例，好轉六例，無效八例，未經調查隨訪十二例。用片劑治療肥大性脊椎炎六例，顯著好轉；治骨質增生二十四例，好轉；治頸椎病二十例好轉。

【來源】　《山東中醫雜誌》一九八四年第五期。

伸筋丹

【組成】　地龍（炒）五百克　馬錢子（制）三百五十克　漢防己一百五十克　乳香（醋炒）一百五十克　沒藥（醋炒）一百五十克　骨碎補（制）一百五十克　紅花三百五十克　五加皮一百五十克。

【用法】　馬錢子用砂燙至外表呈棕黃色並鼓起，去毛屑。骨碎補用砂燙去毛。將上藥研成粉末，混勻，裝入膠囊，每丸含〇．一五克。每次服五丸，溫開水送服，每日服三次。十五天爲一療程，療程之間停藥五天。

【功效】　活血祛瘀，通絡舒筋，止痛。

【主治】　骨性關節炎、靠近關節部位骨折的後遺症，坐骨神經痛、老年性肩周炎。

【方解】 馬錢子通經絡，除痹痛，可透達關節。地龍善走竄，通經活絡，治肢節疼痛。漢防己、骨碎補、五加皮、去風寒濕痹，且能補腎益肝，壯筋骨。助馬錢子、地龍通絡除痹，搜剔肢節之頑邪，使攻不傷正。乳香、沒藥、紅花活血祛瘀，止痛，除經絡間之瘀滯，加速血液循環，促進腫脹消退、炎症吸收。瘀滯去則經絡通，通則不痛，故可舒筋止痛。山東醫學院藥理室對本方進行了藥理分析，證實其具有較明顯的消炎、消腫作用。

但有少數患者服用本方後，有舌板酥麻、震顫、抽搐等不同程度的副作用，約占服藥總人數的十一·八%，故一次服藥應以五丸為宜。

【療效】 對六十八例骨性關節炎等的療效觀察，治癒十七例，顯效三十二例，好轉十六例，無效二例，總有效為九五·六%。

【來源】 《山東中醫雜誌》一九八五年第一期。

骨刺散

【組成】 烏梢蛇六十克　透骨草三十六克　當歸三十六克　防風三十六克　土鱉三十六克　靈仙七十二克　沒藥二十克　降香二十克。

【用法】 上藥共研細末，裝瓶備用。每次服三克，一日服三次，空腹服下。一劑藥爲一療程。病重者，可連服二個療程。

【功效】　活血化瘀，軟堅止痛，祛風通絡。

【主治】　頸椎、胸椎、腰骶椎骨質增生及骨刺等。

【方解】　本方是將風濕威靈方中的白花蛇換成烏梢蛇，血竭換成降香、沒藥而成。烏梢蛇、透骨草、靈仙、防風祛風勝濕，通絡止痛。降香、沒藥、土鱉活血化瘀，軟堅散結。當歸養血，營養筋脈，可使筋強，瘀祛血活，散結而痛除。

【療效】　治療骨質增生症八十六例，顯效二十六例，有效五十八例，無效二例，總有效率爲九七%。

【來源】　《湖南中醫雜誌》一九八七年第二期。

搜風通絡湯

【組成】　葛根二十～三十克　全蝎十～十二克　蜈蚣二條　烏梢蛇、赤芍、川芎、自然銅、穿山龍、木瓜各十三～十五克　鹿含草三十克　黑木耳十～十二克　甘草六克。

【用法】　水煎服。

【功效】　搜風通絡，活血舒筋。

【主治】 頸椎病。

【加減】 氣候變化症狀加重者，加豨薟草，漢防己。椎動脈型頸椎病或合併有冠心病者，加丹參、紅花。合併有高血壓者，加玄參、勾藤。氣虛者，加黃芪。腎虛者加淫洋藿、補骨脂。

【方解】 方中全蝎、蜈蚣、烏梢蛇配合鹿含草、穿山龍、木瓜以搜風、祛濕，通絡。佐以川芎、赤芍、自然銅以活血祛風。葛根為引經藥，具有舒筋作用。故本方有搜風通絡、活血舒筋的功效。可促進椎間孔周圍關節囊、滑膜、神經根炎性水腫的消退。改善脊髓、神經根及頸椎血液循環與營養狀態，緩解肌肉痙攣。從而消除疼痛，緩解症狀，達治療目的。

【療效】 治療頸椎病八十九例，臨床治癒二十六例，顯效四十四例，有效十四例，無效五例，總有效率為九四%。其中神經根型頸椎病七十七例，臨床治癒十九例，顯效四十三例，有效十二例，無效二例。椎動脈型頸椎病八例，臨床治癒七例，顯效一例，服藥最短十天，最長六十五天。

【來源】 《中醫雜誌》一九八五年第一期。

除痺湯

【組成】　黨參、黃芪、當歸、川芎、附子、淫羊藿、五加皮、秦艽、桂枝、枳殼。

【用法】　一般用水煎服。病情較長者，可用酒劑。治療後期也可泡酒適量飲用，以鞏固療效。還可製成散劑沖服。

【功效】　補氣和血，溫陽散寒，祛風除濕，通經止痛。

【主治】　各種痺症，如骨痺、皮痺、肌痺、脈痺、筋痺以及混合痺。

【加減】　皮痺加蟬蛻、僵蠶。肌痺加白朮、細辛。脈痺加虎仗。筋痺加木瓜、苡仁、松節。骨痺以及其它痺症的治療後期加鹿含草。血虛加熱地、雞血藤。血瘀徵象明顯加紅花。陰寒盛加乾薑、肉桂。熱盛加石膏、銀花。痰盛加半夏、茯苓。皮膚有結節者，加白芥子、桔絡。

【方解】　黨參、黃芪補氣扶正。當歸、川芎活血通經。附子祛寒。淫羊藿溫陽，還能強筋壯骨，散寒止痛。五加皮、秦艽、桂枝祛風除濕，通經活絡。枳殼疏理氣機，使氣機流暢。因而本方具有補氣和血、溫陽除濕及通經止痛的功效，用於骨痺（骨質增生症）等多種痺症的治療，可收良好療效。

【療效】 治療八十三例，痊癒三十七例，顯效二十八例，好轉十一例，無效七例，總有效率爲九二%。

【來源】 《四川中醫》一九八五年第二期。

頸痛靈

【組成】 人參、鹿茸、熟地、黑芝麻、蛇蛻、黃芪、枸杞子、葛根、黑豆、甘草、核桃、白酒、老酒等。

【用法】 將上藥製成水酒合劑，成人每次服十~十五ml，每天服一~二次，飯後三十分鐘服下，一個月爲一療程。

【功效】 滋補肝腎，生精補髓，補益氣血，通絡止痛。

【主治】 頸椎病。

【方解】 本方以大補氣血及肝腎藥物爲主，以增強機體的抗力，抑制骨質的退化，從而控制頸椎病的症狀發展，舒筋緩急而止痛。方中鹿茸補腎陽，益精血，壯督脈，強筋骨。伍以核桃則增強補腎陽之力量。熟地、枸杞子補腎中之陰，強筋壯骨。一陰一陽，可相互滋生，生精補髓，則筋骨強健。人參、黃芪補氣；熟地補血。氣行則血行，氣旺則血盛。故人參、黃芪同用，以加強補氣的功效。蟬蛻祛風通絡除痹痛。葛根益胃生津、解肌緩痙，是治項背強、頸肩疼痛的要藥。黑豆活血祛風，可治風痹；黑芝麻補肝腎，潤五臟。黑芝麻與核桃配伍，以其潤燥之性，防鹿茸辛熱致大便燥結，甘草調和諸藥，且可益脾補氣。酒可加速血液循環，增強藥勢。

【注意】孕婦忌服，嚴重高血壓者亦禁服。

【療效】治療頸椎病三〇五例，療效優八十七例，良一百五十例，可五十三例，差十五例，總有效率爲九五・一%。

【來源】《中醫雜誌》一九八八年第三期。

鹿丹湯

【組成】鹿含草、丹參、熟地、當歸、川芎、苡仁、靈仙、白芍。

【用法】每日一劑，連服三十天爲一療程，一般服二～三療程。

【功效】補肝腎，益氣血，通經絡。

【主治】頸椎後縱韌帶鈣化症。

【加減】面色晄白，食少便溏，腰膝冷痛，肢末發涼，舌質淡、苔白潤，脈沉遲弱者，加川杜仲、補骨脂、熟附片及肉桂等。胸悶脇脹，肢體腫脹不適者，加木香、元胡、枳殼、烏藥等。疼痛固定不移，呈刺痛，舌有瘀點，脈澀者加桃仁、紅花、制乳香、制沒藥等。風寒濕邪留而不去，證見游走性疼痛，或沉重困難者，選加防風、秦艽、桂枝、羌活、獨活等。

【方解】　鹿含草、熟地滋陰補肝腎、強筋骨，鹿含草可治肢節痹痛。丹參、當歸、川芎尚能行血中之氣，推動血行。當歸、川芎配伍可補血。可使瘀去血活，改善骨化周圍組織血運。靈仙通經絡之氣，除痹痛，且能軟化增生組織。苡仁可健脾利水，促進病變組織炎性水腫的消退。故全方有補肝腎、益氣血、通經絡、改善骨化周圍組織血運、消除局部刺激所致的水腫和炎症反應的作用。

【療效】　治療頸椎後縱韌帶骨化症四十例，療效優九例，良二十四例，差七例，總有效率爲八二．五%。其中有二十一例隨訪半年至四年五個月，除二例有部分症狀復發外，其餘十九例療效鞏固。

【來源】《中醫雜誌》一九八五年第六期。

通絡行痺湯

【組成】　小白花蛇二條　木瓜二十五克　白芍二十五克　川芎十克　蟅蟲六克　白酒一匙。

【用法】　武火將藥煎沸後三十分鐘，入白酒即倒出。小白花蛇、全蝎、蜈蚣焙脆研成粉末隨藥汁服下，或以酒沖服。

【功效】行瘀通絡，除痹止痛。

【主治】骨質增生症、坐骨神經痛、風濕性關節炎、肩周炎、類風濕性關節炎，梨狀肌綜合徵等。

【加減】寒重加川烏、草烏。濕重去白芍，加苡仁、蒼朮。熱重加防己、黃柏、靈仙、地榆。風勝倍用小白花蛇，加蜈蚣、全蝎、海風藤等。氣血虧虛去蟅蟲，加黃芪、當歸等。病在下加獨活、川斷、狗脊、牛膝。病在上加薑黃、桂枝。

【方解】小白花蛇內走臟腑，外徹皮膚，透骨搜風，行痹為主藥。木瓜、白芍養血舒筋，通絡為輔。蟅蟲、川芎活血、行瘀為佐。入酒少量以助藥勢，引藥直達病所。諸藥合用，則行瘀通絡，除痹止痛。

【療效】治痹痛症五十二例（其中頸，腰椎骨質增生者十八例），痊癒二十三例，顯效十一例，好轉十一例，無效七例，總有為效率八十七%。

【來源】《貴陽中醫學院學報》一九八七年第二期。

枸杞女貞湯

【組成】枸杞子、女貞子、菟絲子各二十克　狗脊、骨碎補各二十五克　川斷、木瓜、丹參、雞血藤各十五克　白芍、羌活各十克　炙草十二克。

【用法】　水煎服。

【功效】　滋補肝腎，強筋壯骨、驅風通絡止痛。

【主治】　頸椎病。

【加減】　頸椎骨質增生重者，加靈仙十五克；頸項僵硬者，加葛根十二克。

【方解】　本方用滋補肝腎、強筋壯骨之品，佐以芍藥甘草湯酸甘化陰，補血和營，舒攣止痛。丹參、雞血藤、羌活等活血袪瘀，舒筋通絡、止痛。

【療效】　治療頸椎病一百例，其中痹症型（神經根型頸椎病）五十八例，顯效十七例，好轉三十五例，無效六例。昏厥型（椎動脈型頸椎病）二十例，顯效四例，好轉十一例，無效五例。痿症型（脊髓型頸椎病）八例，顯效二例，好轉五例，無效一例，混合型十四例，顯效三例，好轉七例，無效四例。治療總有效率爲八十四%。

【來源】　《長春中醫學院學報》一九八七年第四期。

骨科合劑

【組成】　蒼朮二十克　炒白芍二十克　川芎十五克　桔梗十克　乾薑十克　茯苓二十克　厚朴十克　甘草十克。

【用法】以上藥物製成合劑，每次服三十毫升，一日服三次，二週爲一療程。

【功效】溫經通絡，祛濕止痛。

【主治】頸椎病。

【方解】方中乾薑溫經祛寒、通經止痛。因血得寒則凝滯，致使經絡瘀阻，用乾薑以溫化，可促使血流加速，疏通經絡，通則不痛。蒼朮、茯苓去溫健脾，除肢體困重。厚朴理氣，川芎行氣活血，白芍滋陰補肝，柔筋止痛，與甘草配合，可酸甘化陰，有緩急止痛之效。桔梗可通絡治痹痛，而且可載藥上行，引藥直達病所。

【療效】治療頸椎病二百八十六例，其中初發型（有反覆落枕史，或晨或頸部酸、脹、發板、僵硬）二十八例，全部治癒。前斜角肌型（一側上肢酸、麻、脹、痛無力，尤以環小指麻木，刺痛爲明顯，小魚際骨間肌萎縮，阿德森氏徵陽性）四十八例，基本治癒六例。神經根型二百一十型，治癒七十八例，基本治癒八十六例，有效三十例，無效十六例。全部病例總有效率爲九二・四％，有五十一例隨訪一～二年，復發率爲十一％。

【來源】《北京中醫學院學報》一九八六年第六期。

抗骨質增生片

【組成】　制川烏二・五克　制附子五克　制乳香五克　制馬錢子〇・五克　肉桂一・二五克　當歸七・五克　白芍七・五克　黨參七・五克　淫羊藿七・五克。

【用法】　取制川烏〇・五克　制馬錢子〇・五克、肉桂一・二五克共研成細粉，過八十目篩備用。餘藥加水煮二次，每次煮三小時。合併二次藥液過濾。濾液加熱濃縮，測比重爲一・二八～一・三十（攝氏九十～九十五度時測），與上述藥粉及輔料混合均勻，製成顆粒，乾燥，加適當的潤滑劑混合調勻，壓片，外包棕色糖衣即成。每片含生藥〇・三克，每袋七十二片。每次服八片，一日服三次，一般服藥二週爲一療程。

【功效】　補腎壯陽，活血散瘀，祛風通絡，消腫止痛。

【主治】　各種骨質增生症、風寒濕痹，頑固性關節炎疼痛等。

【方解】　附子、肉桂、烏頭、淫羊藿溫補腎陽，祛風濕，散寒止痛。當歸、白芍、黨參補氣養血。乳香、馬錢子祛風通絡，活血散瘀，消腫止痛。附子、肉桂補其陽，當歸、芍藥養其陰。配合烏頭、乳香、馬錢子、淫羊藿等祛風濕，散寒，消腫止痛，可標本同治。藥理實驗證明，此方有鎮痛，消腫作用。

【注意】本品有毒，不可過量服用。

【療效】用本方治療骨質增生病數千例，療效肯定。隨訪一百二十一例，總有效率爲九一．七%。

【來源】《中草藥》一九八〇年第二期。

四蟲散

【組成】全蝎九十克　炙土元九十克　炮山甲九十克　蜈蚣三十條。

【用法】上藥共研爲細末，裝入膠囊、備用。每次服六克，一日服二次。服完一劑藥爲一療程，休息數日，可繼續服第二療程。

【功效】舒筋活絡，逐風搜邪，通痹鎮痛。

【主治】骨質增生病。

【方解】土元、蜈蚣、穿山甲善能行散，功專走竄通絡，且可直達病所。可改善骨內血液循環，增進對骨質的營養，消除風寒濕邪對骨質的毒性損害，解除疼痛有實效。

【注意】高血壓、腎功能衰竭、孕婦及各種出血傾向者忌服。本方如服用時間過長，患者覺口中灼熱，可用銀花十五克、甘草十克　煎湯服下，即可消失。

等。

【療效】治療五十一例，全部有效。

【來源】《沂蒙中醫》一九八五年第一期。

骨仙片

【組成】熟地　女貞子　仙茅　骨碎補　懷牛膝　防己　杞子　烏豆　菟絲子

【用法】上藥製成片，每次服六片，一日服三次，二個月爲一療程。

【功效】塡精益髓，壯腰健腎，強壯筋骨，養血止痛。

【主治】骨關節增生症、頸椎病、肥大性脊椎炎，諸關節骨刺等。

【方解】熟地、女貞子、杞子、黑豆滋陰養血。骨碎補、菟絲子、仙茅補腎陽。通過調補腎陰腎陽，以達強筋健骨，改善症狀，控制病程的發展，有補腎固本的作用。防己、懷牛膝、仙茅祛濕通絡，使疼痛止。祛濕則補腎之品能直達病所。補腎與利濕相伍，達標本兼治的目的。

【療效】治療觀察骨關節增生症二百例，治癒三十三例，顯效六十九例，好轉八十一例，無效十七例，總有效率爲九一．五%。

【來源】《廣州醫藥》一九八六年第四期。

參芪首烏湯

【組成】人參、鹿茸、黃芪、天麻、首烏、黑豆、乳香、沒藥、枸杞子等。

【用法】水煎服，一日服二次，二週為一療程。或配製成水酒合劑，每次服十～十五ml，一日服二次，飯後三十分鐘服用。

【功效】滋補肝腎，補氣養血，益精填髓，溫通督脈，舒筋活絡止痛。

【主治】各種類型的頸椎病、肢體其它部位骨質增生、風寒濕性關節炎、類風濕性關節炎，大骨節病、神經痛等。

【方解】人參、黃芪補氣。首烏、黑豆養血補肝。鹿茸溫督脈、補腎陽，益精血、強筋骨。枸杞子滋腎補肝，養血生髓。陰陽相濟，互相滋生，達筋骨強健，固本祛邪的目的。乳香、沒藥祛瘀、活血通絡而止痛。天麻可祛風濕，止痹痛，治肢體麻木，風寒濕痹。故本方可滋補肝腎，補氣養血，益精填髓，溫通督脈，舒筋活絡止痛，促使因骨質增生而引起的局部炎症性腫脹消退，達治療之目的。

以本方製成頸痛舒絡液，經藥理試驗有明顯的抗炎、消腫、鎮痛的作用。

【療效】治療頸椎病三百三十七例，療效優九十例，良一百六十六例，可六十五例，差十六例，總有效率為九五・三％。

【來源】《長春中醫學院學報》一九八六年第一期。

骨泰痛安丹

【組成】人參、黃芪、鹿膠、龜膠、熟地、杞果、當歸、川芎、天麻、肉蓯蓉、骨碎補、細辛、麻黃、白芥子、穿山甲、皂刺、全蟲、蜈蚣、壁虎、土元、蜂房、水蛭、白花蛇、烏梢蛇、生草烏等五十六味。

【用法】上藥共研細末，煉蜜爲丸，每丸重九克。早晚飯後各服一丸，溫黃酒送服。一個月爲一療程，一般需服三個療程。

【功效】補益肝腎，塡精益髓。

【主治】各種骨質增生症（如頸椎、腰椎、膝關節、跟骨、手指等骨質增生）。

【方解】鹿膠、龜膠、虎骨系骨類藥物，爲血肉有情之品，溫強任督，壯骨充髓。對骨質疏鬆，軟骨面缺損，運用龜鹿二膠起重要作用。因邪伏血脈，留連筋骨，經絡阻閉，氣滯血瘀。必須要通絡止痛、撥剔絡邪的蟲類藥物才能奏效。故本方選用了多種搜風剔邪的蟲類藥。再配伍溫經通絡、散寒除濕、活血通經藥，而達祛瘀通絡止痛之目的。

【注意】服藥期間忌食豬肉、豬油。感冒發燒應停服。孕婦絕對禁服。

【療效】治療骨質增生症二百三十八例，痊癒二百一十五例，顯效二十三例，總有效率爲一〇〇％。

【來源】《開封醫藥》一九八八年第三期。

白芍葛根湯

【組成】白芍四十五克　葛根二十克　炙麻黃三克　桂枝九克　甘草六克。

【用法】水煎取汁三百ml，每日服一劑，服五劑爲一療程，可連服五～八個療程。

【功效】養血柔肝，潤筋解痙，祛風止痛。

【主治】痹痛型頸椎病。

【方解】葛根解肌止痙，濡潤筋脈，主治項背強痛。麻黃、桂枝解肌和營，祛邪外出。重用白芍爲主，養肝柔肝，使筋有所主，肝有所養。通脈絡，緩攣急，止疼痛。現代藥理報告，白芍配甘草能解中樞性及末梢性肌肉痙攣，以及因痙攣而引起的疼痛。白芍味酸，麻桂辛溫，一散一收，散而不傷陰，收而不留邪。在養肝柔肝，潤筋養陰的同時，達祛邪治病的目的。

【療效】治痹痛型頸椎病四十二例，顯效二十六例，有效十四例，無效二例，總有效率為九五．二%。

【來源】《江蘇中醫》一九九〇年第十期。

芍藥甘草湯

【組成】生白芍、炒白芍各三十克　生赤芍、炒赤芍各三十克　生甘草、炙甘草各三十克。

【用法】水煎熬三次，共取藥液一千ml，兌勻後分四次晝夜溫服完。

【功效】養血柔肝，活血止痛。

【主治】跟骨刺所致跟骨疼痛症。

【加減】症重者，加玄胡三十克。舌暗有瘀者，加川牛膝三十克。舌苔白膩有濕者，加木瓜三十克。年大體弱者，加生、熟地各十五克。

【方解】芍藥甘草酸甘化陰，陰復筋得所養。白芍養血斂陰，柔肝止痛。赤芍清熱涼血，祛瘀止痛。生甘草清熱解毒，炙甘草補脾益氣。二者均可緩急止痛，緩和藥性。白芍、赤芍生炒共用，避過於酸寒攻伐傷陰。一補一瀉，一收一散，既可養血，益肝腎之陰，充養筋骨，又可破堅積，除血痹，緩急止痛。生、炙甘草既可清除瘀熱邪氣，又可補脾益氣，強骨充肌。

【療效】治療跟骨疼痛症一〇六例，均達臨床痊癒。

【來源】《河南中醫》一九九〇年第二期。

加味棄杖散

【組成】熟地三十克　丹參、黃芪、白芍各二十克　砂仁六克　炙甘草十克。

【用法】水煎服。

【功效】滋補肝腎，益氣活血。

【主治】膝關節骨性關節炎，屬肝腎虧損，氣血瘀滯者。證見膝關節酸軟疼痛，晨起及久坐站立時疼痛加劇，行走時偶可發生打軟腿現象，膝關節局部有壓痛。舌淡苔白，脈象尺部沉遲。X線片見膝關節腔變窄，關節周圍有骨質增生。

【加減】肝腎虛甚者，加仙靈脾，懷牛膝、杜仲等。痛甚者，加雞血藤、玄胡、蜈蚣。

【方解】熟地益腎補髓，黃芪益氣。丹參、白芍活血養血。芍藥與甘草相合，爲芍藥甘草湯，《朱氏屢驗方》稱其爲棄杖散，可養肝柔血緩急，能起鬆弛關節而止痛的作用。砂仁防藥物過於滋膩傷胃。

【來源】《中醫藥學報》一九九〇年第二期。

意苡仁湯

【組成】苡米三十克　白芍二十克　桂枝、當歸、杏仁各十克　麻黃、炙甘草各六克。

【用法】水煎服。

【功效】通陽健脾化濕。

【主治】膝關節骨性關節病，屬濕阻陽鬱者。證見膝關節腫脹疼痛而沉重，浮髕試驗陽性，膝關節局部怕冷發涼。X線可診斷骨質增生。

【方解】麻黃、桂枝散水氣，發越鬱陽。白朮，苡米健脾利濕通經。當歸、白芍養血行血，引陽入陰，可通痹止痛。杏仁開肺氣，肺主一身之氣，氣行則濕化。諸藥合用則可通陽，健脾化濕，濕化則腫消，絡通而痛止。

【來源】《中醫藥學報》一九九〇年第二期。

熟地木瓜苡仁湯

【組成】熟地三十克　當歸十二克　木瓜十八克　苡仁十五克　木通十克　穿

山甲十克　牛膝十五克　川芎十二克　五加皮十二克。

【用法】水煎服，每日一劑，二週爲一療程。

【功效】補血益腎，強筋壯骨，通絡止痛。

【主治】跟骨刺。

【加減】腎虛型者，加山萸肉、肉桂。血虛型者（素有肝腎虧虛或氣血不足，復受外傷或長期勞損致足跟痛，脈弦細或弦緊，舌質暗紅，加阿膠、丹參。損傷型者，加川斷、蘇木。兼風濕者，加靈仙、羌活、防風。

【方解】熟地、當歸滋陰養血補肝腎。木瓜、五加皮強壯筋骨袪風勝濕。穿山甲、牛膝、川芎活血，通絡止痛，引藥達病所。苡仁、木通淸利濕熱、利關節。

【療效】治療跟骨刺患者五十九例，治癒三十五例，顯效十六例，好轉八例。

【來源】《山東中醫雜誌》一九八八年第五期。

地鱉杜仲湯

【組成】炙地鱉、蘄蛇肉、生甘草各九克　白蒺藜、骨碎補各十五克　厚杜仲、紅梅梢、生苡仁各三十克　生黃芪十二克。

【用法】水煎服。

【功效】　活血補腎，消腫止痛。
【主治】　老年性退行性膝關節炎。
【加減】　腫脹甚者，加建澤瀉十五克、白茯苓九克。疼痛甚者，加鬼針草三十克、絡石藤十二克。骨贅明顯，伴有骨質疏鬆者，加補骨脂十二克、淮牛膝九克。
【方解】　炙地鱉活血逐瘀，配以蘄蛇肉、白蒺藜、紅梅梢除痹通絡。且蘄蛇走竄搜風，剔除筋骨之頑痹。厚杜仲、骨碎補補腎壯骨，強腰膝，除痹痛。黃芪益氣，配地鱉有益氣活血、通絡之效。尙能補氣健脾，運陽利水，有利於因關節退變所致之腫脹消退。
【療效】　服用本方，並配合手法治療老年性膝關節炎四十例，顯效二十八例，好轉五例，一般四例，無效三例。總有效率爲九二・五%。半年後隨訪三十二例，正常者二十九例，有反覆者三例。
【來源】　《四川中醫》一九八七年第十一期。

緩急疏痹湯

【組成】　白芍藥三十克　生甘草十克　生苡仁三十克　靈仙十二克　羌活十克　蘇木十二克。

【用法】水煎服。

【功效】舒筋活血，散風除濕，緩急止痛。

【主治】頸椎、腰椎骨關節病，骨性關節炎、風濕性關節炎、類風濕性關節炎、肌肉風濕等所致項背強痛症。

【加減】退行性關節炎腰背疼痛，膝脛酸軟，晝輕夜重，負重痛增，屬腎虛者，加桑寄生三十克、懷牛膝十五克、狗脊十二克。夜臥不慎，體受風寒，項背腰脊拘攣掣痛，得溫則減，屬寒痹者加鹿角霜十二克、麻黃十六克。因外傷或內生出現局部刺痛，有血腫或無血腫，經過敲打患處、或按摩，症狀可減輕，屬瘀血者，加牛膝十五克、紅花十克、乳香、沒藥各六克。有高血壓症，項背強痛，頭暈目眩，屬肝木失於條達，筋脈不柔，加葛根十五克、勾藤十克（後下）、川牛膝十五克。風濕病發熱汗出，煩躁心慌，伴有周身游走性疼痛，血沉快，抗「O」高，或有紅斑，屬痹內有瘀者，加生地三十克。

頸部疼痛常用葛根、白芷、勾藤、天花粉、天麻、脊柱痛常選加狗脊、蓯蓉、鹿角霜等。腰痛選加附子或烏頭、川斷、牛膝、巴戟天、杜仲等。頑固性搐痛可選加烏梢蛇、全蝎、蜈蚣等。

【方解】芍藥、甘草柔肝，緩急止痛。現據藥理研究，芍藥有鎮痛、鎮靜、鬆弛平滑肌等作用。苡仁能清熱利濕，治濕痹，筋脈拘攣及屈伸不利，且能健脾止瀉，可監制大量白芍引起的腹瀉，二者協同發揮止痛效果。靈仙祛風除濕，通絡止痛，治風濕痹痛及肌強筋縮的掣痛。羌活散表寒，祛風濕、利關節，治風寒濕痹、頑痛、項強筋急、骨節酸痛。蘇木行血破瘀，消腫止痛，能治痛腫撲傷及瘀滯作痛。諸藥相伍，能柔肝養血，祛邪散風除濕，祛瘀而止痛。

【來源】《北京中醫學院學報》一九八四年第四期。

桑芪桂枝湯

【組成】桂枝、白芍、桑寄生、黃芪、生薑、大棗、桑枝、甘草。

【用法】水煎服。

【功效】和營益氣，祛風濕，除痹痛。

【主治】頸椎病、肩周炎、坐骨神經痛等痹症。

【加減】寒痹者，加制川烏、制草烏、麻黃等，寒熱錯雜、外寒內熱者加附子、烏藥、石膏、知母。有濕加蠶砂、土茯苓、蒼朮、防己等。痹久者加茅根、木瓜、海桐皮等；痹久而反覆發作而有瘀者，加土鱉蟲、蜈蚣、烏蛇、白花蛇、蘇木、乳香、沒藥、桃仁、紅花、白芥子、皂刺等。肝腎不足者，加熟地、枸杞、大云。腎陽不足、督脈失健者，加黃狗腎、鹿膠、仙靈脾、仙茅、杜仲等。

【方解】桂枝湯調和營衛，黃芪益氣固表，桑枝祛風濕，利關節，行水氣。桑寄生補肝腎，強筋骨，除風濕，通經絡。

【來源】《安徽中醫學院學報》一九八五年第二期。

骨痛定

【組成】小白花蛇一條　威靈仙、八角金盤、補骨脂尋歸各九克　透骨草十八克　尋骨風三十克　蜂房六克。

【用法】上藥爲十天量。碾粉用開水飯後沖服，每次服五克，一日服二次，一月爲一療程。

【功效】活血通絡，除痹止痛。

【主治】頸椎、胸椎、腰椎等骨質增生症。

【方解】本方以白花蛇等祛風勝濕通絡止痛藥物爲主，伍以當歸、補骨脂、活血補腎。威靈仙可通經絡之氣，尙可軟化贅生骨刺，爲治骨質增生要藥。

【療效】治骨質增生二十例，治癒三例，顯效八例，有效九例。

【來源】《吉林學刊》一九八五年第二期。

草、威靈仙。

附子二仙湯

【組成】熟附片、上赤桂、仙茅、仙靈脾、巴戟天、雞血藤、生白芍、粉甘草、威靈仙。

【用法】水煎服。

【功效】補腎溫經。

【主治】骨質增生症，屬腎陽虛者。

【加減】上部加羌活。項背強幾幾加葛根。腰部加桑寄生、杜仲。下部加牛膝。濕甚加苡仁米、白朮。氣虛加黨參、黃芪。痛甚者，加川烏、草烏、地龍。

【方解】附子、肉桂溫煦腎中元陽；威靈仙、仙靈脾、巴戟天助附子、肉桂溫陽補腎。使其溫中有補，相輔相成。佐威靈仙祛風濕，消骨刺，滲濕止痛。雞血藤、生白芍養血活血。遵善補陽者，必於陰中求陽之旨，甘草調和諸藥。

【來源】《建院十周年資料選編》，江蘇如皋縣中醫院　一九八五年。

加味地黃湯

【組成】熟地、甘杞子、桑寄生、制首烏、雞血藤、生白芍、宣木瓜、秦艽、威靈仙、生甘草。

【用法】水煎服。

【功效】養陰柔肝，兼祛風濕。

【主治】骨質增生症，屬腎陰虛者。

【加減】陰虛甚者加生地。相火偏亢，加丹皮、潼蒺藜、菊花、知母。陰虛而濕熱盛者，去熟地，甘杞子，加蒼朮、黃柏、虎仗、車前草等清熱利濕之品。

【方解】方中熟地、甘杞子、制首烏、白芍補肝益腎、滋養陰血。威靈仙、秦艽、宣木瓜祛風，清虛熱。雞血藤行血補血，舒筋活血。甘草調和諸藥。

【來源】《建院十周年資料選編》，江蘇如皋縣中醫院　一九八五年。

加味芍藥甘草湯

【組成】白芍、甘草、雞血藤、當歸、木瓜、威靈仙、桑寄生、秦艽。

【用法】水煎服。

【功效】柔肝緩急，養血祛風，化濕止痛。

【主治】骨質增生症。

【加減】寒濕甚者，加附子、麻黃、細辛。肢端麻木甚者，或皮膚紫暗、肌膚不溫者，加通草、廣地龍、川草烏、蜈蚣。

【方解】白芍、甘草酸甘化陰，緩急止痛。雞血藤，當歸活血補血，濡養筋脈。威靈仙、木瓜、秦艽、桑寄生祛風化濕止痛。

【來源】《建院十周年資料選編》，江蘇如皋縣中醫院　一九八五年。

筋骨酊

【組成】　申骨十八克　羌活　獨活各十二克　麻黃九克　桂枝十二克　五加皮十五克　炙山甲十二克　海風藤十二克　生川烏、生草烏各九克　防風十五克　黨參九十克　茯苓九十克　炒白朮九十克　炙甘草三十克　當歸九十克　川芎六十克　炒白芍九十克　大熟地十二克　蘄蛇十二克　生香附十五克　廣木香十八克　老鸛草十二克　制茅朮十二克　上肉桂九克　威靈仙十五克　炙乳香、炙沒藥各十二克　骨碎補十八克　血竭十二克　紅花九克　淡附片九克。

【用法】　上藥粉碎成粗粉，加七十%的乙醇六·二五克，密封浸漬七天。濾過，壓榨藥渣。壓榨液和濾過液合併，密封靜置四晝夜，濾過即得筋骨酊。本品爲棕紅色澄明液體，含乙醇量爲六十四%。適量服用。

【功效】　溫經散寒，祛風通絡，除痹止痛，益氣活血。

【主治】　頸椎及腰椎病、風濕性關節炎、類風濕性關節炎、軟組織損傷等寒濕滯留經絡者。

【方解】　羌活、獨活、麻黃、桂枝、防風、蒼朮、木香、香附、威靈仙、海風藤、老鸛草、五加皮皆辛溫之品，可袪風通絡，溫經散寒，化濕止痛，爲方中主藥。肉桂、附子辛甘大熱，溫腎助陽，散寒止痛。黨參、白朮、茯苓、甘草、當歸、川芎、炒白芍、大熟地、骨碎補雙補氣血，扶正驅邪。血竭、紅花、乳香、沒藥、活血化瘀止痛。生川烏、生草烏溫經止痛，袪風寒除濕。蘄蛇，山甲蟲類搜剔通絡，行瘀散滯。申骨酸平無毒，袪風濕，通經絡。

【注意】　孕婦及婦女月經期忌服。

【療效】　治四十六例，痊癒一例，顯效二十二例，好轉二十三例，總有效率爲一〇〇％。

【來源】　《蘭溪醫藥》，浙江省蘭溪市醫學會、中醫學會、醫藥衛生科技所一九八六年。

雞芪湯

【組成】　雞血藤三十克　黃芪三十克　骨碎補十五克　忍冬藤十五克　薏苡仁

十五克　一條根十五克　蘇木六克　威靈仙六克　川斷六克　牛膝六克。

【用法】　水煎服。一日服一劑，一個月爲一療程。

【功效】　舒筋活絡、益血固氣止痛。

【主治】　骨質增生症。

【方解】　黃芪益氣固衛，雞血藤行血補血，二藥相伍並均重用，可益向固氣。忍冬藤、威靈仙等通絡除痹。蘇木活血祛瘀，通絡脈之瘀滯。川斷、骨碎補、牛膝補腎壯腰膝，強筋骨。薏苡仁祛濕健脾。諸藥合用，有補有攻，既祛邪又扶正。祛邪而不傷正，扶正而不留邪，故可治骨質增生症。

【療效】　治骨質增生五百餘例，都有不同程度好轉，療效滿意。在服用本方的同時，尚可配合舒筋活絡除痹藥熱敷患處。

【來源】　《臨床資料選編》，廈門市中醫院　一九八六年第四期。

足跟痛方

【組成】　焦杜仲十五克　川牛膝十五克　木瓜十二克　丹參九克　地錦草九克　小茴香十克　當歸尾十二克　透骨草九克　五加皮九克。

【用法】　水煎服，一日服二次，飯前服用。

【功效】強筋骨、通經絡、止痹痛。
【主治】跟骨骨刺。
【方解】杜仲、牛膝、五加皮補肝腎、強筋骨，且可治風濕痹痛。丹參、當歸補血活血，祛經絡之瘀阻。木瓜、透骨草舒筋通絡，祛濕。木瓜酸溫，可緩肌之痙攣。小茴香溫腎散寒，地錦草利濕。
【療效】配合制川烏、草烏外敷患處治跟骨刺一百一十七例，總有效率爲九七・四%。
【來源】《青海醫藥雜誌》一九八八年第六期。

沙蒺藜湯

【組成】沙苑蒺藜十八克　紅花十克　防風十克　炙黃芪十五克　木瓜十二克　川牛膝十五克　羌活十克　白鮮皮十二克　川萆薢十二克　海桐皮十二克　制乳香六克　制沒藥十克　制川烏九克（先煎）　制草烏九克（先煎）。
【用法】水煎服，一日服二次，飯前服。同時可配合川烏、草烏外敷。
【功效】祛風濕，強筋骨，活血消腫止痛。
【主治】膝關節骨質增生症。

【方解】防風、羌活、海桐皮、白鮮皮、萆薢祛風勝濕，止痹痛。川烏、草烏溫經散寒，祛風濕，善治風寒濕痹。紅花、乳香祛瘀活血，除經絡瘀滯，改善病變部位的血液循環，達通則不痛之目的。黃芪補氣以扶正。木瓜、牛膝舒筋活血，補腎壯筋骨。沙苑蒺藜益肝腎，塡精補髓，爲方中主藥。肝腎旺，則筋骨強健。牛膝可引藥下行，使藥直達病所。

【療效】治膝關節骨質增生症一百三十四例，總有效率爲九七・七%。

【來源】《青海醫藥雜誌》一九八八年第六期。

黃芪丹參湯

【組成】黃芪十五～二十克　丹參二十～三十克　當歸、川芎、紅花、赤芍、羌活各十克。

【用法】水煎服。

【功效】益氣活血，祛瘀定眩。

【主治】頸椎肥大，椎間孔狹窄、骨質增生等壓迫椎動脈引起的眩暈。

【加減】血脂高者，加山楂、首烏。高血壓者，加夏枯草、仙靈脾、低血壓者，加甘草、款冬花。頭痛者，加白芷。耳鳴、耳聾加磁石、僵蠶、朱砂。嘔吐加半夏、竹茹、桔皮。

【方解】黃芪補氣，有擴張血管和冠狀動脈、改善微循環的作用。可疏通經絡，暢行氣血。可調節細胞內環核苷酸濃度，起到平衡陰陽的作用。當歸、川芎、紅花、丹參是活血化瘀藥，有改善微循環、降低血液粘度、抑制血小板聚積，抗凝抗血栓形成，抗動脈粥樣硬化和增加主要器官缺氧耐受力等作用。活血藥多能抑制免疫自體反應，丹參有分離免疫復合物在血管壁沉積的作用。羌活具有明顯的抑制血栓形成的過程。山楂、澤瀉、首烏、仙靈脾均有降血脂、抗動脈粥樣硬化的療效。夏枯草、仙靈脾降血壓。甘草、款冬花升血壓。一升一降，維持升降平衡。

【療效】治療椎動脈供血不足性眩暈症三十七例，近期痊癒二十例，顯效九例，有效五例，無效三例，總有率爲九十二%。

【來源】《新醫學》一九八七年第五期。

頸椎散

【組成】乳香、沒藥、血竭、兒茶、自然銅各三十克　桃仁、當歸、川芎、紅花各十五克。

【製法】先將適量食醋放入鋁鍋內加熱煎滾，然後放入自然銅。待自然銅熬至藍黑色取出，冷卻後再與其餘八味藥共同研成細末。過篩為散劑，分成九十包備用。

【用法】每次服一包，溫開水送服，一日服三次。

【功效】活血祛瘀止痛。

【主治】頸椎病。

【方解】頸椎病乃因頸椎骨質增生等退行性改變，使頸部神經根受壓或刺激了椎動脈而引起。由於骨刺的刺激壓迫，引起局部組織滲出水腫，經絡瘀滯，使局部組織缺氧缺血，致痛物質堆集而產生疼痛。甚或局部組織產生粘連，使疼痛等經久不癒。因此，治療必須通經活絡，祛瘀除痹。使經絡疏通，局部循環改善促進腫脹消退，病損組織修復，而解除疼痛，消除症狀。因此，本方選用了大量的活血祛瘀通絡止痛藥，配合食醋軟化增生骨質，以達治癒之目的。

【療效】治一〇二例，顯效三十六例，症狀改善五十七例，無效九例。總有效率為九一・一%。

【來源】《實用醫學雜誌》一九八八年第一期。

抗骨質增生丸

【組成】白花蛇、地龍、靈仙、川芎、杜仲、桂枝、雞血藤、土蟲、海風藤、絡石藤、全蟲、羌活、僵蠶、蜈蚣、赤藥等十八味。

【用法】上藥製成丸劑服用。

【功效】舒筋活絡，活血止痛，堅骨益腎。

【主治】肥大性脊椎炎、頸椎病、增生性關節炎、骨刺、大骨節病、風濕性關節炎。

【方解】本方由蟲類藥與除痹止痛藥組成，蟲類藥物白花蛇、地龍、土蟲、全蟲、僵蠶、蜈蚣善搜風剔邪、解痙止痛，可緩解肌筋之攣痛。靈仙、川芎、桂枝、海風藤、絡石藤、羌活、雞血藤、杜仲可祛風除濕，通經活絡治痹痛。靈仙、川芎可行經絡血脈之氣。地龍、土蟲、赤芍、雞血藤可活血。配伍靈仙、川芎則活血行血。杜仲益肝腎，強筋骨。諸藥合用，則可舒筋活絡，活血止痛，堅骨益腎。

【療效】治骨質增生性疾病六十三例，顯效二十四例，有效二十七例，緩解五例，無效一例。

【來源】《內蒙古中醫藥》一九八三年第三期。

芍藥加味湯

【組成】白芍三十克　木瓜十二克　雞血藤十二克　威靈仙十二克　葛根十克

甘草十克。

【用法】 水煎服。

【功效】 舒筋活絡，緩急止痛。

【主治】 頸椎病。

【加減】 芍藥是方中主藥，可酌情加至六十克。白芍性寒，如有腹瀉可減量，酌加炒白朮十五克，茯苓十克。

【方解】 白芍養血柔肝，養陰止痛，有抑制中樞和脊髓反射性興奮作用。木瓜爲散風濕藥。可和胃化濕，舒筋活絡。雞血藤活血補血。靈仙散風祛濕，通經活絡，可治四肢麻木疼痛。甘草與白芍相配合，可緩急止痛，並可調和諸藥。葛根爲引經藥，可率諸藥上達病所。

【療效】 共治療頸椎病二百例（配合推拿），痊癒一百七十二例，顯效二十五例，進步三例。

【來源】 《山西醫藥雜誌》一九七九年第五期。

滋陰活血湯

【組成】 熟地三十克　黑杜仲十二克　牛膝、白芍、黃芪各十五克　淫羊藿九

克　當歸十二克　紅花九克　雞血藤三十克　肉蓯蓉二十克　毛薑九克　木香三克。

【用法】每劑水煎二次，共濾得藥液七百ml。每次服三百五十ml，一日服二次。

【功效】滋陰活血，通絡止痛。

【主治】跟骨骨刺。

【方解】熟地填骨髓，長肌肉，生精血、通血脈，益肝腎。黑杜仲、牛膝、淫羊藿入腎，強筋骨、補肝腎。雞血藤、當歸、白芍、紅花活血，逐瘀，止痛。毛薑接骨續筋，治跌打折傷。黃芪扶正補氣；肉蓯蓉補精血；木香行氣止痛。

【療效】治療跟骨刺二十例，治癒十六例，好轉三例，無效一例。

【來源】《河南醫藥》一九八二年第六期。

複方補骨脂沖劑

【組成】補骨脂　鎖陽　狗脊　川斷　黃精　赤芍等。

【用法】將上藥製成沖服劑，每次服一包（二十克），一日服二次，十四天爲一療程。

【功效】補腎壯腰，祛痹止痛。

等。

【主治】腰椎退行性病變、慢性腰肌勞損、腎虛腰腿痛、扭挫傷、骨折後遺症

【方解】略。

【療效】治療各種腰腿痛一百八十五例，顯效六十八例，有效八十五例，無效三十二例，總有效率爲八三%。其中腰椎退行性變四十六例，顯效十一例，有效二十四例，無效十一例，總有效率爲七六%。

【來源】《上海中醫雜誌》一九八五年第三期。

疏風養血湯

【組成】川羌活、北防風、薄荷葉、正川芎、全當歸、紫丹參、粉葛根、西秦艽、僵蠶、大熟地、生白芍、生甘草。

【用法】水煎服。

【功效】補肝益腎，益氣養血，祛風通絡。

【主治】頸椎病。

【加減】風陽上擾，頭昏耳鳴去羌活、薄荷、川芎，加明天麻、珍珠母、制龜板。腎陽不足、心煩不寐者，去薄荷、羌活，加枸杞子、山萸肉、夜交藤。氣血兩

虧、膚澤失調者，加炙黃芪、太子參、炒白朮、阿膠。風寒濕重、肢體麻木者，加蘄蛇、蜈蚣、全蝎。濕熱灼痛者，去羌活、薄荷，加桑枝、銀花藤、絲瓜絡、片薑黃。

【方解】　方中羌活、防風、薄荷葉、秦艽、僵蠶祛風通絡，止痹除痛、僵蠶可止痙解痙，緩解肌筋攣痛。當歸、川芎、丹參活血通經，使經絡瘀阻疏通，改善局部的血液循環，有利於疼痛的解除和病損組織的修復。當歸、川芎相伍，尚能補血，扶正以驅邪。熟地、白芍滋陰柔肝，補肝益腎，以治骨質增生之源。芍藥、甘草相伍可酸甘化陰，緩急止痛，配僵蠶以增強緩解肌筋攣痛之效。甘草尚能補中益氣。葛根生津解肌，治項背強痛，爲治頸椎病之良藥，且能引藥上行，直達病所。因此本方具有補肝益腎，益氣養血，祛風通絡之功效。

【療效】　服用本方，並配合丹參注射液靜脈滴注，治療頸椎病八十五例，痊癒三十四例，顯效二十五例，好轉二十例，無效六例，總有效率爲九四・一%。

【來源】　《江西中醫藥》一九八七年第三期。

抗骨質增生飲

【組成】　獨活、續斷、懷牛膝各十五克　海桐皮三十克　秦艽十八克　杜仲、靈仙、當歸、地龍各十克　巴戟十二克　狗脊、骨碎補、生甘草各九克。

【用法】水煎服。

【功效】祛風散寒除濕，補益肝腎，強壯筋骨，活血通絡。

【用法】水煎，分二次服，早晚各服一次。每天服一劑，症重者可服二劑。十天爲一療程，療程之間，休息三～五天。

【主治】腰椎骨質增生。

【加減】熱盛者加防風、絲瓜絡。寒盛者，加黑附片、制川烏。濕盛者，加苡仁，豨薟草。風盛者，加防風、羌活。便秘者，加大黃。劇痛者，加延胡、沒藥。氣血兩虛者，加黨參、黃芪、熟地、黃精。

【方解】獨活、靈仙、海桐皮、秦艽祛風除濕。續斷、牛膝、杜仲、巴戟、狗脊、骨碎補祛風除濕，強筋壯骨，補益肝腎。當歸、地龍養血活血，祛風通絡。甘草調和諸藥。

【療效】治療腰椎骨質增生五十四例，完全緩解四十一例，好轉十例，無效三例，總有效率爲九四．四%。經半年至一年隨訪者有三十九例，其中完全緩解三十四例，好轉四例，無效一例。

【來源】《成都中醫學院學報》一九八六年第四期。

附補寄生湯

【組成】炙附子十克　補骨脂十五克　桑寄生二十克　穿山龍十五克　狗脊十五克　五加皮十五克　路路通十五克　黨參二十克　白朮十五克　雞血藤三十克　甘草十五克。

【用法】砂鍋納諸藥，水加五百ml，煎至三百ml，早晚各服一百五十ml。

【功效】溫腎袪寒，養血榮筋，袪瘀通絡，散風化濕。

【主治】增生性骨關節炎。

【加減】氣血不足者，加黃芪、熟地。陽虛較甚者，加肉桂、乾薑、鹿角膠。風寒偏盛加川烏、草烏。肢體麻木抽搐，加木瓜、雞血藤、僵蠶。

【方解】炙附子、狗脊、補骨脂滋補腎陽，強筋骨。穿山龍、雞血藤、桑寄生袪風散寒，舒筋活絡止痛。黨參、白朮、路路通健脾益氣，通利滲濕。甘草調和諸藥。

【療效】服用本方並配合藥物熏洗共治增生性骨關節炎三十八例，療效滿意。

【來源】《中醫藥學報》一九八七年第三期。

補腎通絡方

【組成】熟地、杜仲、骨碎補、白芍、狗脊、香五加、木瓜、秦艽、牛膝、薑黃各十克　甘草六克。

【用法】水煎二次，濾取藥液六百ml，每次服三百ml，一日服二次。

【功效】補腎通絡，除痹止痛。

【主治】骨性關節炎。

【加減】偏濕，若有口渴、咽乾、舌紅、脈細數之陰虛見證者，易熟地為生地，酌加知母、菊花、黃柏等。若病位在上者，易牛膝為桑枝。若關節腫脹，疼痛甚者，可酌加制川烏、地龍、地別蟲。

【方解】熟地塡精補髓，益肝充腎。杜仲、骨碎補、狗脊入腎經，白芍入肝經，可以強筋骨，補肝腎。香五加皮、木瓜、秦艽、牛膝、薑黃活血逐瘀，療痹止痛。甘草調和諸藥，伍白芍緩急止痛。

【療效】治療骨性關節三十四例，療效滿意。

【來源】《江蘇中醫》一九八九年第二期。

仙鹿湯

【組成】仙靈脾三十克　鹿銜草三十克　骨碎補十五克　熟地十克　當歸十克　木瓜十克　桂枝五克　雞血藤三十克　細辛五克　鱉甲十克　龜板十克　甘草十克。

【用法】水煎服。

【功效】滋陰補腎，活血通絡，軟堅。

【主治】骨質增生症。

【加減】頸椎骨質增加葛根十克。腰椎骨質增生加附片十克。膝關節骨質增生加牛膝十克。

【方解】方中龜板、鱉甲滋陰補腎。骨碎補、熟地、鹿含草、仙靈脾補肝腎壯筋骨。當歸、雞血藤活血通絡。細辛、桂枝溫經散寒通絡止疼痛。木瓜舒筋止痛。仙靈脾、鹿含草、雞血藤、骨碎補、細辛、桂枝等祛風寒濕，通經絡、除痹痛。甘草調和諸藥。

【療效】治八十八例骨質增生症，顯效五十三例，有效三十五例，總有效率爲一〇〇%。

【來源】《湖南中醫雜誌》一九八八年第五期。

葛根靈仙湯

【組成】葛根、威靈仙各三十克　全蟲六克　透骨草、仙靈脾、白芍、狗脊、雞血藤、木瓜各十二克　桑枝十克　青風藤十二克。

【用法】水煎服。

【功效】益肝腎，壯筋骨，通絡止痛。

【主治】神經根型頸椎病。

【方解】葛根、白芍疏利太陰經脈，柔肝，舒筋，緩急止痛。全蟲搜風通絡，除頑痹。白芍、雞血藤、狗脊、木瓜、仙靈脾補益肝腎之不足，以濡養筋骨。雞血藤、狗脊等尚能活血通絡。桑枝、透骨草、青風藤芳香走竄滲透，行經通絡，使藥力直達病所。

【療效】內服本方，配合蛇射散外敷，治療神經根型頸椎病九十三例，痊癒四十五例，顯效二十四例，有效十五例，無效九例。

【來源】《遼寧中醫雜誌》一九八八年第六期。

頸椎方

【組成】葛根三十克　當歸十五克　路路通十五克　黃芪十五克　全蟲九克　蜈蚣二條　山甲珠十克　鹿含草二十克　尋骨風十五克　桂枝九克　甘草八克。

【用法】水煎服。

【功效】搜風通絡，除痹止痛。

【主治】頸椎病。

【加減】上肢麻木疼痛較重者，加桑枝九克　薑黃十二克。眩暈較重者，加川芎十二克　天麻十五克。

【方解】全蟲、蜈蚣、山甲珠搜風通絡，除頑痹止疼痛。山甲珠、當歸可活血祛瘀。路路通、鹿含草、尋骨風、桂枝可祛風除痹。黃芪益氣固衛，防蟲類藥的搜風傷正。葛根可益胃生津，舒筋止痛，解項背強直，緩解肌肉痙攣，爲治頸椎病之要藥。甘草可益胃補中，調和諸藥。

【療效】治療頸椎病六十例，痊癒五十例，好轉八例，無效二例。

【來源】《湖北中醫雜誌》一九八八年第二期。

補腎養血化瘀湯

【組成】 熟地三十克 鹽杜仲十二克 白芍十五克 牛膝十五克 黃芪十五克 淫羊藿九克 當歸十二克 紅花九克 雞血藤三十克 肉蓯蓉二十克 金毛狗脊九克 木香三克。

【用法】 用水煎二次共濾取藥液七百五十ml，每次服三百五十ml，一日服二次。

【功效】 壯陽補腎，養血化瘀，軟堅止疼。

【主治】 頸椎、腰椎、跟骨以及四肢關節骨質增生症。

【方解】 熟地填骨髓，生精血，益肝腎。鹽杜仲、牛膝、淫羊藿、金毛狗脊入腎，強筋骨，補肝腎。雞血藤、當歸、白芍、紅花活血逐瘀止疼痛。黃芪補氣扶正。肉蓯蓉補腎壯陽，塡精補髓。木香行氣止痛。

【療效】 治療骨質增生症三十二例，顯效二十三例，有效九例，無效一例，總有效率爲九七%。

【來源】 《河南中醫》一九八五年第五期。

蟲類蠲痹散

【組成】地龍、僵蠶、全蝎、蜈蚣、白花蛇、地鱉蟲。
【用法】水煎服。
【功效】搜風通絡，祛瘀止痛。
【主治】骨質增生症。
【加減】偏寒者加細辛、制川烏、桂枝、淫羊藿。偏熱者加知母、白芍、葛根、黃柏等。氣虛者重用黃芪。腎虛者加熟地、肉蓯蓉，紫河車等。
【方解】骨質增生，乃是經絡受阻，氣血不暢，症結筋骨。方中諸藥均系蟲類，都善爬行，無所不至，無所不到。能透筋骨，通經絡，搜風除痹，散筋骨之症結，暢經絡之氣血。因而治療骨質增生，可取得好的療效。
【療效】治頸椎病七十餘例，除一例外，其它病例均有不同程度的好轉。
【來源】《中國骨傷》一九八七年第一期。

腰痛Ⅱ號

【組成】獨活十克　秦艽十克　防風十克　當歸十克　桂枝十克　乳香十克

沒藥十克　桑奇生十克　川斷十克　杜仲十克　杞子十克　葛根十克　地龍十克　川芎、赤芍各十克　白芍十克　炙甘草十克。

【用法】　水煎服。一日一劑，服藥三十劑爲一療程，停服五天後，可繼續服十五～三十劑。

【功效】　逐瘀袪邪，補腎固本。

【主治】　腰椎管狹窄症。

【加減】　腎陽虛者，加草烏三克、肉蓯蓉十克　肉桂六克。腎陰虛者，加生地十克　龜板十克　山茱萸十克。

【方解】　腰椎管狹窄症是因腎氣腎精的不足，致發育上骨骼的畸形或異常，椎孔比正常偏小，先天之精得不到後天之精的不斷充養，致使人體過早過快地衰老退變。再加上持續的勞累和過多的腰部活動，易在腎虛的基礎上演變而來。由於經絡之氣血運行失常，經絡瘀痹阻滯而發生疼痛。腰椎管狹窄症所致的腰腿痛，病情痼久，痛有定處，狀如燒灼針刺，並有肢體麻木，是屬於瘀痛，故本方選用補腎壯腰、活血袪瘀、通絡袪邪除痹的藥物來治療腰椎管狹窄症。使椎管內血液循環改善，消除無菌性炎症。同時不同程度地延緩了小關節軟骨細胞的退變，有效地控制了硬組織機械壓迫的進行性加重，使構成腰椎管狹窄的一個重要因素在很大程度上得到控制，所以獲得較好療效。

【療效】治療腰椎管狹窄症五十六例，緩解四例，顯效二十四例，有效十八例，無效十一例，總有效率爲八二%。

【來源】《中國骨傷》一九八八年第二期。

白花蛇散

【組成】白花蛇四條，威靈仙七十二克　杜仲七十二克　當歸三十六克　土鱉蟲三十六克　血竭三十六克　白芍三十六克　透骨草三十六克　防風三十六克　獨活三十六克　續斷三十六克。

【用法】上藥共研細末過篩，分成六十包，每包藥五克。每次服一包，一日服二次，連服一個月，可以連續服用。

【功效】祛風通絡，活血止痛。

【主治】骨質增生性疾病。

【加減】下肢加牛膝。

【方解】白花蛇能熄風緩急，舒筋活絡，治多年的風濕痹痛，關節強直，肌膚麻木。獨活、威靈仙、防風祛風濕、止痹痛。血竭、牛膝、土鱉蟲、當歸、續斷等活血，消腫，止痛。白芍養血柔肝，緩急止痛。

【療效】 治療骨質增生性疾病二十八例，優十五例，良十一例，可二例。

【來源】《中國骨傷》一九八八年第三期。

益精壯骨湯

【組成】 熟地黃十五克　白朮十克　龜板三十克　大棗十枚。

【用法】 文火濃煎四次，一日服二次，一劑服二天。痛甚者一日服一劑，分三次服。

【功效】 益精壯骨、補精填髓，養血止痛。

【主治】 肥大性腰椎炎。

【加減】 陽虛者，加淫羊藿十五克、續斷十克。陰虛者，加枸杞子十克。臀部及下肢痛甚者，加木瓜十克　懷牛膝十克。屈伸不利者，加雞血藤二十克、白芍十克。外傷兼血瘀者，加廣三七六克。寒邪誘發者，加獨活六克。服藥後胃脘脹滿者，用砂仁四克拌熟地十克。

【方解】 熟地養血滋陰、補精益髓。白朮行氣健脾，益氣生血。二藥配伍使先後兩天相互滋生，動靜結合，滋而不膩，補而不滯，使水穀精微所化生的氣血不斷充養腎精。腎精充盈，骨骼得到髓的充分滋養而堅固。龜板滋陰塡精，補腎強督。此藥爲血肉有情之品，非無情草木所能比擬，是腎經要藥。大棗旣有健脾和胃、補養強壯之功，又有調和諸藥之用。故本方可補精塡髓，強筋壯骨，養血止痛，力專而宏。治療肥大性腰椎炎症，有好的療效。

【療效】治療六十一例腰椎肥大症，顯效三十例，有效二十六例，無效五例。總有效率爲九一・八%。

【來源】《中國骨傷》一九八八年第三期。

複方骨科活絡丸

【組成】蒼朮、川牛膝、甘草、麻黃、乳香、沒藥、僵蠶、木瓜、川芎、黃芪、萆薢、蘄蛇、全蟲、琥珀、豨薟草、炙馬錢子等。

【用法】製成密丸。每次服一～二丸，一日服二～三次，二週爲一療程。

【功效】溫經活絡止痛。

【主治】痹阻型頸椎病。

【方解】本方中乳香、沒藥、琥珀活血化瘀，通絡止痛。蒼朮、萆薢化濕除痹，舒筋活絡，可治腎虛濕痹、關節不利及腰膝酸痛。木瓜、豨薟草、川芎、牛膝能舒筋活絡，袪除風濕痹痛。牛膝尙能益肝腎，強筋骨。木瓜舒筋緩急，配甘草，可酸甘化陰，舒筋止痛。麻黃溫經散寒，除寒濕痹痛。僵蠶、蘄蛇、全蟲善搜風通絡，剔除頑邪痹痛，常用於治療筋骨關節之頑痛。馬錢子袪風止痛，通絡散結，常用於風濕痹痛、肢體麻、拘攣等症。黃芪則益氣補正，防諸藥攻伐太過。總觀諸藥，以溫經通絡止痛爲主。

【來源】《中國骨傷》一九八八年第三期。

骨寧片

【組成】熟地、雞血藤、葛根、骨碎補、大云、淫羊藿、白芍、木瓜、萊菔子、威靈仙、桔紅、枸杞、甘草等。

【用法】製成片劑，每次服六～八片，一日服三次。二週爲一療程。

【主治】痹阻型頸椎病。

【方解】熟地、枸杞補腎滋陰，塡精補髓。大云、淫羊藿補腎壯陽。與熟地配伍，一陰一陽，相互滋生，補腎中水火。使腎強、髓生、骨充，抑骨刺之生長。雞血藤能活血補血通經絡，除痹痛。骨碎補、淫羊藿補腎強筋骨，袪風濕，除痹痛。白芍、木瓜、葛根益陰生津，舒筋緩急，解肌筋之攣痛。白芍、木瓜尙能柔肝，與甘草合用，則酸甘化陰，止痛。靈仙、桔紅行氣通經、活絡。萊菔子健脾益氣、順氣開鬱，導滯化滯，防諸藥之滋膩。全力則以補益肝腎，強筋健骨爲主。

頸椎病的發病多由於素體虛弱，肝腎虧虛，氣血虛弱，精血不能濡養筋骨，導致筋骨不健，腠理疏鬆，衛陽不固，風寒濕邪入侵，七情者或外傷使氣滯血鬱，搏結於頸項筋骨，使經絡不通，加之筋骨因氣血虛弱失於溫煦和濡養，導致頸項強痛，胸背肩胛疼痛，肢體酸脹麻木刺痛等證。複方骨科活絡丸可溫經活絡止痛以治其標。骨寧片可補益肝腎，強筋健骨以治其本。二藥合用，則補通相濟，標本同治，因此療效滿意。

【療效】　本方與複方骨科活絡丸聯合服用，治痹阻型頸椎病八十例，治癒七十例，顯效六例，好轉三例，無效一例，總有效率爲九八．七五％。

【來源】　《中國骨傷》一九八八年第三期。

增生丸三號

【組成】　雞血藤、穿山龍、川續斷、杜仲炭、廣薑黃、明乳香、明沒藥、蘇土蟲、自然銅、漢三七、廣陳皮。

【用法】　上藥共爲細末，煉蜜爲丸，每丸重九克，每次一丸，白開水送服，每天早晚各服一次，連續服一個月爲一療程。

【功效】活血散瘀，通經定痛。

【主治】外傷血瘀型骨痹症。

【方解】方中續斷、杜仲強筋骨、壯腰膝，且可治痹痛。乳香、沒藥活血化瘀，通絡除痹止痛。土蟲、自然銅破血祛瘀，續筋接骨。薑黃破血行氣，通經止痛。雞血藤活血化瘀，可祛瘀生新，與穿山龍合用能舒筋活絡。三七活血散瘀止痛，與乳香、沒藥、土蟲合用增強活血散瘀，蠲痹之功。

【來源】《骨質增生病》，黑龍江科學技術出版社出版 一九八二年十月。

加味白芍木瓜湯

【組成】白芍三十克 雞血藤、威靈仙、丹參各十五克 木瓜、甘草、川斷各十二克。

【用法】水煎服，每日一劑。

【功效】滋肝益腎，活血舒筋。

【主治】肘關節骨關節病。

【加減】服藥後效果不明顯，白芍加至四十五克。服藥後便溏或腹瀉，加白朮和綿茵陳各十五克。

【方解】　肘關節骨性關節炎，多因肝腎已虛，復加長期勞傷損及筋骨而成。肝主筋，腎主骨。故方中重用白芍補腎氣，柔肝止痛，養血斂陰，和血通脈。川斷補肝腎強筋骨，丹參活血化瘀。藥理證明丹參有改善微循環，促進組織修復的作用。研究發現腎主骨的物質基礎與微量元素鋅和錳有關，而川斷與丹參含有較多的這兩種元素，為骨關節病的修復提供了物質基礎。諸藥合用，可標本兼治，療效滿意。

本方藥渣可加水及白醋五百ml復煎後熏洗患處，可加強促進療效。

【療效】　治療肘關節骨性關節病十八例，治癒十例，顯效五例，進步三例。經一～五年隨訪，十五例無復發。復發的三例，用上述方法再治療，獲顯效二例，進步一例。

【來源】　《中國醫骨傷科雜誌》一九八八年第四期。

曲直湯

【組成】　當歸九克　知母十八克　山萸肉十五～三十克　乳香六～九克　丹參三十克

【用法】　水煎服。

【功效】 補肝腎活血止痛。

【主治】 退行性骨關節病。

【加減】 肢體麻木加靈仙、桑枝。病劇者加元胡、雞血藤、白芍。肢體無力者，加五爪龍、千斤拔。頸椎病變，加羌活、葛根。腰椎病變，加川斷、杜仲。膝關節病變，加獨活、牛膝。足部病變，加牛膝、菟絲子。脈細無力，加黃芪、桑寄生。

【方解】 曲直湯見於《醫學衷中參西錄》，乃張錫純爲肝虛腿疼，左部脈微弱者而設。張氏認爲肝虛不能疏泄，相火即不能逍遙流行於周身，鬱於經絡之間，與氣血凝滯。故方中以萸肉補肝腎，知母瀉熱。當歸、乳香、沒藥、丹參諸藥活血以流通經絡。諸藥合用。攻補兼施，用以治療骨性關節炎，是有的放矢，故療效滿意。

【療效】 治骨性關節炎三十六例，顯效十八例。有效四例，無效四例，總有效率爲八八·九%。

【來源】 《實用中醫內科雜誌》一九九〇年第二期。

香胡丸

【組成】 香附三十克（童便炒，醋炒） 元胡十五克（酒炒）。

【用法】 上藥共研細末，與豬油搗爛，製成九丸，每次服一丸，每天服三次。

服藥丸時用甜酒爲引，三天服完。再用生附子三十克爲末，開水調糊敷痛處，每次用十克，每天換藥一次，共三次。

【功效】溫經散寒，行氣止痛。

【主治】婦女足底疼痛。

【方解】香附甘微苦，芳香性平入肝、三焦經，理氣止痛。所含揮發油能提高機體對疼痛的耐受性。用醋、童便炒，既可引藥入肝經，又可增強活血止痛作用。元胡辛散，苦泄，溫通。既入血分，又入氣分。能行血中之氣，又能行氣中之血，爲活血利氣要藥。蓋氣鬱則痛，血滯亦痛。氣助血行，通則不痛，故爲止痛之良藥。所含延胡索乙素、丑素、甲素能顯著提高痛閾，有鎮痛作用。延胡索乙素、丑素能使肌肉鬆弛，有解痙作用。酒炒可增強活血行氣，運行諸藥直達病所。豬油利血脈，甜酒爲引，達到活血行氣，運行諸藥的作用。附子辛熱以壯腎陽，能溫經散寒鎮痛。外用附子糊，溫經驅寒，助陽補腎，達扶正驅邪之目的。

【來源】《四川中醫》一九八八年第五期。

補腎活血湯

【組成】熟地二十克　淫羊藿十克　肉蓯蓉二十克　甲珠十二克　全蝎三克

蜈蚣二條　大黃五克　紅花五克。

【用法】水煎服。

【功效】補益肝腎，塡精補髓，強壯筋骨，活血通絡，搜風祛邪止痛。

【主治】退行性骨關節病，如頸椎，腰椎骨質增生症。

【加減】上半身痛加川芎、桑枝。下半身痛加杜仲、桑寄生，淮牛膝。

【方解】熟地滋陰補肝腎，塡精生髓。淫羊藿、肉蓯蓉補腎壯陽，強筋骨，祛風除濕。與熟地同用，則陰生陽長，相得益彰。大黃、紅花活血祛瘀，消腫止痛，促進局部炎症的吸收，改善病變局部的循環和代謝。甲珠祛瘀通絡。全蝎、蜈蚣搜風剔邪，祛頑痰，與甲珠合用使其通經走竄作用更強。故本方有補肝腎、強筋骨、活血通絡、搜風剔邪作用。可促使椎間孔周圍關節囊與滑膜的充血水腫消退，對減輕或解除神經根或脊髓的壓迫起積極作用。

【來源】《雲南中醫雜誌》一九八八年第六期。

益腎定痛湯

【組成】熟地、制首烏各二十克　鹿角膠、棗皮、杜仲續斷、當歸、靈仙、獨活、牛膝各十克　丹參十八克　白芍三十克　炙甘草三十克。

症。

【用法】每天服一劑，水煎服。

【功效】補腎益髓，散寒除濕，和血止痛。

【主治】足跟骨骨刺，跟骨結節滑囊炎、跟部脂肪墊炎，跖腱膜炎等所致跟痛症。

【加減】陰虛甚者加知母、旱蓮草、女貞子、龜板等。陽虛甚者加附子、肉桂、淫羊藿等。

【方解】熟地、制首烏、鹿角膠補腎益髓。桑皮、續斷、杜仲補益肝腎、強壯筋骨。靈仙、獨活搜少陰伏風，宣腎經寒濕，通經止痛。當歸、丹參、牛膝養血活血通脈止痛。白芍、炙草酸甘化陰，養血柔筋，緩急止痛。

【療效】服用本方，配合中藥外洗，治療跟痛症六十七例，痊癒三十一例，顯效十二例，無效三例，有效率爲九三・四八%。

【來源】《江蘇中醫》一九八八年第十期。

烏雞酒藥

【組成】桂枝、秦艽、木瓜、當歸、川牛膝、補骨脂地龍、茴香、瓜蔞、厚朴、勾藤、杜仲各十五克　全蝎、白僵蠶各七・五克。

【用法】 上藥裝入一隻新殺的烏雞肚內（去毛與內臟），用白酒五百ml左右將藥浸透約二小時，隨後加水適量，不加油鹽等調料。煎至雞肉離骨，剩藥液六百ml，將雞肉與藥液均分四份備用。再將剩下的雞骨與藥渣烘乾，研麵均分十五包備用。每天早晚各空腹溫服雞肉與藥液一份。每天服雞骨藥渣麵一包，一日服三次，黃酒沖服。七天爲一療程，未癒可行第二個療程。

【功效】 益氣活血，通經活絡，補肝益腎，強筋壯骨，通調營衛，驅逐外邪。

【主治】 各種痹症、退行性關節炎、風濕性關節炎、類風濕關節炎。

【加減】 新患而有熱，局部紅腫煮加知母十五克、羌活十五克、忍冬藤二十五克。肢節串痛，腫脹明顯者，加防己十五克、蒼朮十五克、土茯苓二十五克、薏苡仁二十五克、羌活二十五克。關節腫痛變形者，加土蟲十克、烏梢蛇十克、蜈蚣五條、仙靈脾十五克、狗脊十五克。

【方解】 烏雞、杜仲、補骨脂益氣活血，補益肝腎，強筋壯骨爲君。酒、當歸、桂枝、牛膝活血化瘀，通經活絡，驅除痹痛爲臣。茴香、厚朴、瓜蔞理氣和胃、燥濕化痰爲佐。秦艽、木瓜、勾藤、全蝎、地龍、白僵蠶祛風除濕，淸熱散寒，活血通絡，舒筋搜風，消腫止痛爲使。

【注意】 孕婦及上消化道潰瘍者禁用，高血壓者愼用。每次服藥後，當溫覆取微汗，可進行適當活動。老幼體弱者宜減量。治療期間忌食肥甘生冷。

【來源】《吉林中醫藥》一九八九年第三期。

腰腿痛方

【組成】熟地、杜仲、狗脊、寸云、申薑、牛膝、桃仁、紅花、乳香、沒藥、五靈脂、麻黃、桂枝、地龍、全蝎。

【用法】水煎服。

【功效】補腎強筋，壯骨除痹。

【主治】腰腿痛，如腰椎骨質增生症、腰椎管狹窄症、腰椎間盤脫出、坐骨神經痛所致腰腿痛。

【加減】偏腎陽虛者，加淫羊藿葉、鹿角霜、附子、肉桂等。腎陰虛者加山萸、山藥、澤瀉，仿六味地黃湯意。風寒者加防風、細辛。風濕風勝者，加秦艽、羌活、地楓、海風藤。風濕寒勝者，加草烏、乾薑。風濕濕勝者，加防己、木瓜、豨薟草。寒濕者，加獨活、桑寄生、乾薑、茯苓、白朮。濕熱者，重用黃柏、蒼術。內挫者，加元胡、澤蘭、三七粉。關節屈伸不利者，加靈仙、伸筋草。腿痛甚者，加川烏、細辛、天麻。氣虛者，加黃芪。

【方解】熟地、杜仲、寸云、申薑補腎治本。桃仁、紅花、乳香、沒藥、五靈脂活血祛瘀。牛膝祛瘀通絡，強筋骨，且能引藥下行。麻黃、桂枝調和營衛，通陽消腫。地龍、全蝎通絡止痛。

【來源】《吉林中醫藥》一九八九年第六期。

加味烏附薑辛麻桂湯

【組成】川烏、草烏、麻黃、白芍、桂枝、乾薑、甘草、川牛膝。

【用法】水煎服。

【功效】溫經散寒，療痹止痛。

【主治】腰椎骨質增生，勞損性腰腿痛，腰部扭挫傷、腰椎間盤突出症、風濕性腰腿痛等。

【加減】挾血瘀者，加薑黃、三棱、莪朮。兼有肢體麻木或乏力者，加肉蓯蓉、九香蟲、馬錢子。兼有陽氣不振者，加陽起石、鹿角片。兼濕重者，加蒼朮、白朮。兼氣虛者，加黃芪、升麻。兼血虛者，加當歸、阿膠。風偏重者，加烏梢蛇（或白花蛇更佳）、豨薟草。病程長而經久不癒者（病久入絡），加甲珠、蜈蚣、蟅蟲。挾痰濁者，加南星、白附子或白芥子、法夏。以脊椎病爲主者，加松節。以肌肉痛爲主者，加伸筋草、舒筋草。伴有骨質疏鬆者，加自然銅、骨碎補。兼有腸胃疾患者，加山楂、生穀芽、生麥芽。偏熱者或用藥後有化熱徵時，上中焦加石膏，下焦加滑石、黃柏。素體陰虛者，加生地、丹皮。大便乾結者，加大黃。

【方解】　本方川烏、草烏、麻黃、細辛、桂枝、乾薑均爲溫熱之品，可溫經散寒，除肢節經絡之沉寒痼疾。溫熱藥大多具有抗炎鎮痛作用，對寒濕痹痛有良好的鎮痛效果。其中麻黃與桂枝配伍，可疏風散寒，溫經通陽，解肌發散，啓肌腠，逐寒濕。川烏、草烏溫經通絡，逐寒除濕，治痹止痛。多用於頑痹肢節疼痛。同時，二烏尙具有溫經固陽救脫作用，可防麻黃、桂枝溫散發汗太過。一發一收，相得益彰。發散中有收斂，可免逐邪傷正之慮。細辛辛溫通徹表裡，既可助麻黃、桂枝疏風逐邪，發散除痹，又可助川烏、草烏溫經壯陽，通經絡，除沉寒。乾薑溫中散寒，發諸經之寒氣，加強麻黃、桂枝、川烏、草烏、細辛的祛風通絡，溫經鎮痛的作用。白芍斂陰止痛，緩急舒筋。甘草甘緩補中，通血脈，利血氣。二藥合用，則能酸甘化陰、緩急止痛。既有助於開痹鎮痛，又可監制諸藥的辛熱剛燥之性，使之能剛柔相濟，剛中有柔，柔中有剛。牛膝不但祛風濕，補肝腎壯筋骨，而且可引藥下行，直達病所。

【注意】　川烏、草烏系劇毒藥品，有毒成分主要是它們所含的烏頭碱，但在高溫下（沸水中）烏頭碱會很快分解爲烏頭次碱，進一步分解爲烏頭原碱，其毒性基本消失。據成都中醫學院編《中藥學》（上海科技出版社出版，一九七八年）載，烏頭次鹼毒性爲烏頭鹼的五十分之一，烏頭原鹼的毒性則約爲烏頭鹼的二百分之一。因此，煎煮川烏、草烏必須注意煎煮方法。煎煮時應將水燒開後再入藥，中途不能加冷水，煮至嚐之不麻口爲度，或經久煎三小時亦可。

【療效】治療腰腿痛患者六十五例（其中腰椎骨質增生者二十二例），痊癒二十六例，較好二十四例，有效十一例，無效四例，總有效率爲九三·九%。

【來源】一九八五年全國中醫骨傷科學術會議資料，全國高等中醫院校骨傷研究會　一九八五年六月湖南長沙會議。

除痹逐瘀湯

【組成】葛根三十克　當歸十五克　川芎十二克　紅花九克　薑黃十二克　劉寄奴十五克　路路通三十克　獨活九克　白芷十二克　威靈仙十二克　桑枝三十克　膽星九克　白芥子九克。

【用法】水煎服，每日一劑，服六劑後停藥一天，十二天爲一療程。

【功效】祛風散寒，除濕，化痰通絡。

【主治】風寒濕痰痹阻之頸椎病，以及由此引起的肩臂疼痛、手指麻木等。

【加減】　氣虛者，加黃芪。熱鬱經絡者，加雙花藤三十克。兼有內熱，苔黃、口苦者，加黃芩或梔子、龍膽草九～十五克。寒象明顯者，加制川烏、制草烏各九克。

【方解】　羌活、靈仙、桑枝、白芷祛風除濕，其中桑枝《本事方》曾以單味治療臂痛有效。當歸、川芎、紅花、薑黃、劉寄奴、路路通活血化瘀。特別是薑黃一味內行氣血，又外散風寒，爲上肢痹痛之專藥。路路通與劉寄奴相伍，有通行十二經之功用。膽星善祛風痰，白芥子可搜剔皮裡膜外之痰，皆爲除痰良藥。葛根一味，能主治諸痹，有解痙止痛作用。

【來源】　《山東中醫雜誌》一九八四年第一期。

通經逐瘀湯

【組成】　桂枝十五克　白芍三十克　丹參三十克　當歸十五克　川芎十二克　桃仁九克　紅花九克　牛膝二十一克　獨活十五克　靈仙十二克　秦艽十五克　劉寄奴十五克　路路通三十克　土元九克（或用甲珠九克）。

【用法】　水煎服，每日一劑，服六劑藥後停藥一天，十二天爲一療程。

【功效】　祛邪逐瘀，通絡定痛。

出等。

【主治】風寒濕痹阻之增生性脊椎炎，以及由此引起的坐骨神經痛、椎間盤脫出等。

【加減】濕重者，加白朮或苡米三十克；氣虛者，加黃芪三十克。寒象明顯者，加制川烏、制草烏各九克，或附子九～十五克。

【方解】獨活、靈仙、秦艽能祛風除濕，舒筋活絡。丹參、當歸、川芎、桃仁、紅花、牛膝、劉寄奴、路路通、土元活血逐瘀，軟堅消腫。桂枝溫通經脈；白芍緩急止痛。

【來源】《山東中醫雜誌》一九八四年第一期。

滋腎逐瘀湯

【組成】桑椹子四十五克　熟地三十克　菟絲子二十四克　女貞子二十四克　桑寄生三十克　木瓜十五克　牛膝二十一克　磁石十五克　獨活十二克　劉寄奴十五克　路路通三十克　桃仁九克　紅花十二克　莪朮九克　川芎九克　甘草六克。

【用法】水煎服，一日服一劑，服六天藥後停服一天，十二天爲一療程。

【功效】補養肝腎，祛瘀活血，通絡止痛。

【主治】腎虛邪痹之跟骨刺。

【方解】　桑椹、熟地。菟絲子、女貞子補肝腎、壯筋骨。獨活、寄生、木瓜祛風濕、舒筋絡。牛膝、桃仁、紅花、川芎、劉寄奴、路路通、莪朮活血逐瘀、通絡止痛。磁石《本經》認爲可主周痹風濕、肢節中痛。《別錄》載能養腎臟，強骨氣。甘草調味諸藥，緩急止痛。

【來源】　《山東中醫雜誌》一九八四年第一期。

補腎養血化瘀湯

【組成】　熟地三十克　鹽杜仲十二克　白芍十五克　牛膝十五克　黃芪十五克　淫羊藿九克　當歸十二克　紅花九克　雞血藤三十克　肉蓯蓉二十克　金毛狗脊九克　木香三克。

【用法】　每劑水煎二次，共濾得藥液約七百ml。每次服三百五十ml，一日服二次。

【功效】　壯陽補腎，養血化瘀，軟堅止疼。

【主治】　跟骨、頸椎、腰椎以及四肢關節的骨質增生症。

【方解】　熟地塡骨髓，生精血，益肝腎。鹽杜仲、牛膝、淫羊藿、金毛狗脊補肝腎，強筋骨。雞血藤、當歸、白芍、紅花活血逐瘀止疼。黃芪扶正補氣。肉蓯蓉補腎壯陽，塡精補髓。木香行氣止痛。

【療效】治療骨質增生症三十二例，顯效二十三例，有效九例，無效一例，總有效率爲九七％。

【來源】《河南中醫》一九八五年第五期。

黃藤蹄筋湯

【組成】黃芪三十克　當歸三十克　牛膝三十克　防風十五克　尋骨風十五克　鮮雞血藤三十克（乾品用量減半）　豬蹄筋一對。

【用法】先將豬蹄筋切成半寸長小節，洗淨備用。再將其餘藥物一起浸泡於二千ml冷水中三十分鐘，用文火熬煎一小時許。取出藥汁八百ml，過濾去藥渣。然後將蹄筋放入藥汁內，用文火熬煎至熟爲度，吃筋喝湯，一日或一日半服一劑。

【功效】益氣活血，祛風通絡。

【主治】腰椎退行性引起的坐骨神經痛、原發性坐骨神經痛、繼發性坐骨神經痛（如腰椎退行性變引起的坐骨神經痛）。

【加減】腰椎有異常改變者，加狗脊三十克、薏苡仁三十克、丹參三十克。腰腿疼痛明顯者，雞血藤用量加大至四十五～六十克（乾品減半）。

【方解】　黃芪益氣，當歸活血，達氣行則血行、行氣活血之目的。黃芪當歸配伍能補虛以治本。牛膝祛風濕強筋骨，補肝腎，利關節，善治腰膝關節疼痛，屈伸不利。防風、尋骨風祛風通絡，除痹痛。雞血藤有較強的止痛作用。蹄筋不但可以增強止痛之效，而且可以筋補筋。牛膝尚可引諸藥下行，使其直達病所，更好地發揮藥效。

【療效】　治療坐骨神經痛患者五十例，其中有腰椎退行性改變者四十三例，療效優者二十例，良者二十例，進步者八例，無效二例。

【來源】　《湖北中醫雜誌》一九八五年第五期。

通經活絡湯

【組成】　刺三甲二十克　入地金牛十五克　血藤二十克　鐵腳　威靈仙十五克　走馬風十五克　丟了棒十五克　三椏苦二十克　穿破石十五克　五指毛桃十五克　九節風二十克　石楠藤十五克。

【用法】　水煎服，每日一劑。

【功效】　通經活絡，祛風止痛。

【主治】　腰椎骨質增生，腰椎及腰肌勞損、梨狀肌損傷等所致坐骨神經痛，以及風濕性關節炎等。

【加減】　血瘀氣滯者，去五指毛桃，加當歸十五克。風寒濕痰者，去血藤，走馬風，加蒼朮十克、半夏十克、蠶砂十克。有濕熱者，去血藤、石楠藤，加虎杖十五克、路路痛二十克。腎虛者，去三椏苦、穿破石、加千斤拔三十克、當歸十克。肌肉萎縮、筋健拘攣者，去穿破石、三椏苦，加千斤拔三十克、當歸及骨碎補各十五克。

【方解】　血藤驅風活血。現代醫學實驗證明，血藤、五指毛桃有類似維生素B_1和B_{12}的作用，可營養神經。九節風、穿破石善於散瘀祛積。入地金牛、丟了棒能消腫止痛，活血袪瘀，鐵腳威靈仙、石楠藤、走馬風舒筋活絡之功最大。三椏苦、入地金牛清熱除濕。虎仗能清熱除濕化痰，活血散瘀，爲風濕性關節炎首選藥。路路通可祛風通絡、除濕熱，利關節。千斤拔祛風濕，壯腰膝。

【療效】　治療坐骨神經痛一百二十四例（其中腰椎骨質增生二十七例、風濕性關節炎十六例、腰椎及腰肌勞損五十六例、梨狀肌損傷十例、原因不明者十五例），治癒九十例，顯效十五例，有效十例，無效九例，總有效率爲九二・八%。

【來源】《廣西中醫藥》一九八八年第一期。

骨質增生湯

【組成】　當歸、川斷、杜仲、羌活、炒乳香、炒沒藥各十五克　蜈蚣二條　細辛、甘草各六克　熟地十二克　寄生三十克　烏梢蛇、丹參、牛膝各十二克。

【用法】　水煎服。

【功效】　補腎溫陽，祛風散寒，化瘀通絡。

【主治】　腰椎骨質增生症。

【方解】　當歸、丹參、炒乳香、炒沒藥、烏梢蛇、蜈蚣活血化瘀，通絡。寄生、川斷、杜仲、牛膝、附子、肉桂溫陽，補腎，散寒。羌活、獨活、細辛祛風除濕止痛。

【療效】　內服本方，配合黑鹽散外敷，治療腰椎骨質增生五十例。疼痛消失，能參加勞動四十四例。腰痛明顯減輕自覺症狀好轉五例，無效一例。

【來源】　《四川中醫》一九八七年第三期。

附：黑鹽散：黑豆、食鹽各一千克、食醋五百ml。將黑豆炒焦軋碎與食鹽拌勻，再放入鍋內加熱。同時加入食醋、趁熱（攝氏六十度左右）裝入布袋，外敷患處，每晚一次。功能溫腎散寒止痛。

靈仙木瓜湯

【組成】　靈仙十五克　木瓜、白朮、川斷、當歸各十二克　羌活、香附、桂枝、

牛膝各九克　乾薑六克　三七粉五克（沖服）。

【用法】　水煎服，每日一劑，飯後服。

【功效】　驅風散寒，活絡止痛。

【主治】　腰椎骨質增生、梨狀肌損傷、臀大肌損傷、臀中小肌損傷等所致坐骨神經痛。

【加減】　痛甚者，加制乳香、沒藥、延胡素。寒重者，臀腿冷痛，喜溫熱者，加附片、細辛或制川烏。氣血虛弱者，加重白朮、當歸用量，或另加黃芪、熟地。濕重者，加蒼朮、防己、生薑、半夏、秦艽。風勝者，加防風、五加皮。病程日久，瘀血較重者，加三棱、莪朮、五靈脂，或稍許加大三七粉用量。

【方解】　靈仙、羌活、香附、桂枝、乾薑驅風散寒、燥濕爲主。佐以當歸、三七活血化瘀。加白朮、川斷補虛，木瓜、牛膝引藥下行，直達病所。

【療效】　治療坐骨神經痛（乾性）二十六例（其中腰椎骨質增生所致坐骨神經痛者十二例），療效優四例，良十七例，好轉三例，無效二例，總有效率爲九二・三%。

【來源】　《中醫雜誌》一九八五年第十二期。

消骨質增生散

【組成】伸筋草九十克　威靈仙九十克　宣木瓜四十五克　川牛膝四十五克　血力花四十五克　制乳香四十五克　制沒藥四十五克　制馬錢子三十克　白花蛇五條　肉桂四十五克。

【用法】上藥共研爲細麵，裝瓶備用。每服三克，黃酒三十克爲引，一日服二次。

【功效】溫經通絡，除痹止痛。

【主治】頸椎、腰椎、跟骨等骨質增生症。

【方解】肉桂溫陽散寒。伸筋草、靈仙祛風勝濕。威靈仙古今記載有乾化骨梗之效。宣木瓜、川牛膝舒筋活絡。制乳香、沒藥活血通痹。馬錢子散結止痛。白花蛇爲透骨搜風、療風濕頑痹之聖藥。配合使用熱熨劑中之食醋能軟堅破積，活血止痛。遇鐵屑起化學反應，放出熱量，既能增強食醋軟骨之效，又有散寒通痹之功。

【療效】治療質增生症三十例，顯效八例，好轉二十例，無效二例。

【來源】《中原醫刊》一九八六年第四期。

附：骨質增生熱熨劑：食醋、鐵屑（車床車下的碎鐵屑）各適量。取鐵屑一碗，加醋攪拌，以潮濕爲度，裝入布袋紮口。待鐵屑自行起熱，即可熱敷患處。一日一次，每次約一小時。

活血通絡湯

【組成】當歸、葛根各二十克　赤芍十五克　川芎、桃仁、紅花各十克　雞血藤三十克　川牛膝十八克　桂枝六克　地龍、威靈仙各十二克　全蝎八克。

【用法】水煎服，一日服一劑，三十天爲一療程。

【功效】活血通絡，除痹止痛。

【主治】頸椎病。

【加減】偏腎氣虛衰者，加杜仲十八克　桑寄生二十四克、續斷十五克。偏氣血虧虛者，加黨參、熟地各十五克、黃芪二十四克。偏脾虛痰濕者，加桔紅十克、茯苓十五克、白朮十二克。偏寒凝氣滯者，加川烏、仙靈脾各十克、乾薑八克。

【方解】頸椎病病理在於經絡受壓，血脈瘀阻不通，不通則痛，治以活血通絡，切中病機。故方中以桃仁、紅花活血祛瘀，除血脈瘀阻不通。當歸、赤芍、川芎活血和血，祛瘀滯疼痛。雞血藤、牛膝行血活絡，舒筋止痛。地龍、全竭性善走竄，善走經絡，通痹止痛。桂枝、威靈仙溫經通脈威靈仙尚可行十二經之氣，二藥均用於風寒濕痹、骨節疼痛。葛根解肌，舒筋除痹，治項背強痛，且可引藥直達病所。諸藥合用，共奏活血通絡、除痹止痛之效。

【療效】　治療頸椎病八十例，顯效四十二例，占五二·五%。，有效三十四例，占四二·五%，無效四例，占五%。

【來源】　《安徽中醫學院學報》一九九一年第一期。

抗骨質增生湯

【組成】　川續斷十五克　淮牛膝十克　全當歸三克　巴戟天十克　炒山甲十克　無名異十五克　光桃仁十克　軟防風八克　宣木瓜十克　葫蘆巴十克　泔蒼朮八克　玄胡索八克。

【用法】　上藥加水五十ml，濃煎成一百五十ml，每日服一劑，早晚二次煎服。

【功效】　補腎壯陽，舒筋勝濕，活血袪瘀。

【主治】　增生性脊椎炎。

【加減】　患者夙有煙或酒嗜好而見舌苔黃膩或黃厚，則加茵陳六克。大便乾結或下而不爽加瓜蔞十五克。若治療頸椎增生則去木瓜，加威靈仙十克。若病久挾瘀，酌加京山棱、莪朮各十克。

【方解】 增生性脊椎炎多見於老年及肥胖者，悟其肥人多濕，老年人腎氣多虛，且病變在腰脊柱，此爲督脈之經。故治療本病應以補腎壯陽、舒筋勝濕、活血祛瘀爲主法。方中巴戟天、葫蘆巴補腎壯陽，強筋壯骨，多用於治療腎虛腰痛，風寒濕痹。續斷、牛膝補肝益腎，強筋骨。用於肝腎不足、腰膝酸痛、腳軟乏力等症。山甲、桃仁、當歸活血祛瘀、通絡止通，且可促進局部血液循環，改善病灶部位新陳化謝，有利於病變組織的修復。防風、蒼朮祛風除濕，療痹止痛。木瓜可舒筋活絡，祛濕通痹，緩急止痛。玄胡索活血行氣，通絡止痛。《本草綱目》說玄胡索可行血中氣滯、氣中血滯。專治一身上下諸痛，因此，本方具有補腎壯陽、舒筋勝濕、活血祛瘀的功效，治療增生性脊椎炎，可收良效。

【注意】 服藥期間患者勿食生豆腐、白菜、白蘿蔔以及生冷之物。

【來源】 《中國中醫骨傷科百家方技精華》，中國中醫藥出版社出版 一九九〇年十二月。

靈仙五物湯

【組成】 靈仙三十克 苦參十克 山甲十克 香附十克 透骨草十克。

【用法】 1.水煎分二次服，每日服一劑，藥渣加水一千五百ml煎至八百ml局部重洗熱敷浸泡。

2.將上藥共研細末，過六十目篩，每日服十～二十克，開水沖服，每日服二次。外用根據患處部位大小取藥粉適量，用白酒或醋調成糊狀敷於局部，以塑料紙包裹。乾後取下用酒或醋再調，反覆三次後棄之。每日換藥粉，連續十天爲一療程，間隔五天。

【功效】　活血化瘀、袪風散寒，通絡止痛。

【主治】　骨質增生。

【方解】　方中靈仙袪風除濕散寒，通絡止痛，多用於風寒濕痹肢體疼痛，四肢麻木。此外，還有軟化魚骨的作用。因此，治療骨質增生常用此藥。山甲活血袪瘀，通絡除痹，多用於風濕痹痛，麻木拘攣。因其性能善竄，專能行散，故可通經絡，直達病所。透骨草能袪風除濕，活血止痛，治風濕痹痛。香附能疏肝理氣，辛散止痛。《本草綱目》渭其能治腑腫、肢體頭目齒耳諸痛等症。苦參燥濕清熱。由於骨刺的刺激壓迫，可致局部組織滲出，瘀滯，形成局部腫、熱，因而使用苦參清熱除濕。諸藥合用，有活血化瘀、袪風散寒、通絡止痛的功效。可改善骨質增生局部血液循環，消除病變周圍組織的無菌性炎症，有效地消除或緩解臨床症狀。

【療效】　治療各部位骨質增生三百六十八例，臨床症狀消失，恢復正常工作者一百二十八例，占三四．八％，症狀基本消失，勞累受冷後有輕度不適者一百二十一例，占三二·九%，症狀明顯減輕者一百一十二例，占三〇·四%。無效者七例，占一·九%，總有效率爲九八·一%。

【來源】《中醫正骨》一九九一年第三期。

軟骨丹

【組成】熟地四十克　鹿角膠四十克　龜板四十克　當歸三十克　川芎三十克　紅花三十克　桂枝三十克　防風三十克　炙馬錢子十克　蜈蚣十克　地鱉蟲十克　炙川烏五克　炙草烏五克。

【用法】上藥炮製後研爲細末，調和均勻，煉蜜爲丸，每丸重九克。每天早晚各服一丸，一個月爲一療程。

【功效】補肝腎，壯筋骨，活血散結，祛寒止痛。

【主治】骨質增生症。

【方解】骨質增生是由於腎衰不能生髓養骨，復感風寒濕邪侵襲所致。治療則應以補肝腎、壯筋骨爲主，佐以活血散結，祛寒止痛。故方中以熟地、鹿角膠、龜板補腎壯骨，塡精益髓。當歸、川芎、紅花活血行氣化瘀。馬錢子、蜈蚣、地鱉蟲散結軟堅，通利關節。炙川烏、草烏祛寒止痛。麻黃、桂枝、防風解肌發表。諸藥合用，則腎氣充，筋骨堅，瘀血散，寒邪除。使骨質增生所致的疼痛、麻木消失，功能恢複正常。

【注意】服藥期忌食豬肉、魚肉。禁止房事，減少體力勞動，避免精神刺激，糾正不良姿勢，體質虛弱及伴有其它病症者用量酌減。

【療效】治療骨質增生症五百七十五例，痊癒三百五十五例，占六一・七%，顯效一〇三例，占十七・九%，有效九十四例，占十六・三%，無效二十三例，占四%。總有效率爲九六%。

【來源】《中醫正骨》一九一一年第三期。

杜仲續斷湯

【組成】杜仲、續斷、秦艽各二十克　木瓜、川芎、乳香各十克　炙川烏、蘇木、甘草各六克。

【用法】水煎服，一日服一劑，分三次服完。服十二劑爲一療程。

【功效】補腎益精，強壯腰脊，散寒除濕。

【主治】腰椎骨質增生症。

【加減】放射至下肢疼痛者，加獨活十克、伸筋草十克。

【方解】骨質增生乃由於肝腎虛，骨質退行性改變所致。故本方以杜仲補益肝腎，強筋健骨。杜仲善治腎虛腰膝酸軟疼痛、筋骨無力之症，續斷亦能補肝腎，強筋骨，治肝腎不足、腰膝酸痛，腳軟乏力之症，杜仲續斷配伍則功效益彰。補腎益精，強壯腰脊，是骨質增生症的治本之方。骨質增生症患者，往往被外邪侵襲，合併痹痛存在，或因外邪而誘發疼痛，因此，用秦艽、木瓜、川烏祛風除濕，散寒除痹，舒筋解攣以治標。同時，骨質增生症是一種慢性疾病，時日較長，久痛入絡，使經絡氣血瘀滯不暢，所以本方用川芎、乳香、蘇木行氣活血、祛瘀通絡止痛，絡通則痛止。甘草既可調和諸藥，又可補中益氣，增強治本之功。

【療效】服用本方的同時，配合按摩治療腰椎骨質增生症四百五十五例，總有效率爲九八．九%。

【來源】《湖南中醫雜誌》一九九〇年第一期。

加減獨活寄生湯

【組成】獨活六克　寄生十二克　秦艽十二克　防風六克　細辛三克　當歸十二克　白芍九克　川芎六克　熟地黃五克　杜仲十二克　牛膝六克　茯苓十二克　甘草三克　肉桂一．五克（焗沖）。

【用法】水煎服。

【功效】益肝腎、壯筋骨、袪風濕、除痹痛。

【主治】頸椎病。

【方解】獨活寄生湯出自《備急千金要方》，爲痹證日久、肝腎兩虧、氣血不足者而設。現去人參、乾地黃易熟地黃，意在增強益肝腎除痹痛之功。用以治療頸椎病有袪邪扶正，標本兼治之功。方中獨活袪風寒濕邪；細辛可溫經散寒，搜剔筋骨風濕而止痛。防風袪風勝濕、秦艽則袪風除濕，舒筋止痛。寄生、杜仲、牛膝既能袪風除濕，又能補肝益腎，強筋壯骨。當歸、川芎、熟地黃、白芍養血補血，並能活血。茯苓健脾補中尚能滲濕；肉桂溫腎壯督、溫通血脈；甘草補中並能調和諸藥。諸藥合用，則能益肝腎、壯筋骨，袪風濕，除痹痛。用以治頸椎病肩頸疼痛、筋骨酸軟麻木是可收良效。

【療效】服用本方配合手法等治療頸椎病一〇四例，經過六年隨訪，總有效率爲八八．四六%，無效率爲十一．五四%，復發率爲十二．五%。

【來源】《中西醫結合雜誌》一九八七年第五期。

白芍木瓜靈仙湯

【組成】　白芍三十克　木瓜十五克　靈仙十五克　五加皮六克　當歸十五克　甘草六克。

【用法】　水煎服，早晚分二次服。

【功效】　養血舒筋，祛風濕，除痹痛。

【主治】　骨質增生症。

【加減】　頸椎骨質增生加羌活十克；腰椎骨質增生加川斷二十克；跟骨骨質增生加牛膝十克。

【方解】　方中白芍可養血斂陰，緩急止痛，柔肝舒筋。現代藥理研究，白芍對中樞神經有鎮靜作用，對平滑肌有降低張力和抑制運動的作用。因此，對肢體拘攣疼痛，有較好的緩急止痛作用。特別是與甘草配伍，可酸甘化陰，解痙除攣。木瓜可祛濕舒筋，活絡通痹，用於風寒濕痹、腰膝酸痛、關節不利等症。靈仙可祛風通痹，除濕散寒，通絡止痛，行經絡之氣。常用於風寒濕痹、肢體疼痛。因其有軟化魚骨作用，治療骨質增生症往往使用本品。五加皮可祛風除濕，強筋壯骨，治風濕痹痛、筋骨軟弱之症。當歸補血活血，通絡止痛。諸藥合用，則養血舒筋，祛風濕，除痹痛。

【療效】治療骨質增生症五十例，痊癒四十例，好轉十例，總有效率爲一〇〇%。

【來源】《陝西中醫》一九八五年第四期。

桂枝加葛根湯

【組成】桂枝十八克　白芍十八克　甘草十二克　葛根二十五～四十克　生薑六克　大棗六克。

【用法】水煎服，每日服一劑，二十天爲一療程。

【功效】解肌舒筋，調和營衛。

【主治】頸椎病。

【加減】局部冷甚者，加附子。頸項沉困者，加羌活、獨活。手臂麻木，加當歸、川芎、川牛膝。病程較長者，加天麻、全蝎、地龍。腎虛者，加鹿角霜、山茱萸、仙靈脾。

【方解】本方中桂枝解肌發表，溫經散寒。白芍斂陰和營，使桂枝辛散而不傷陰。二藥配伍，一散一收，調和營衛，使表邪得解，裡氣得和。同時，芍藥可養血舒筋，緩急止痛。與甘草配伍，增強其緩急止痛之功。對於頸椎病所致的頸肩拘攣疼痛，可起到好的舒筋解攣、止痛的作用。葛根爲太陽經要藥，可解肌生津，治項背強幾幾。亦可引藥直達病所，生薑可助桂枝溫經散寒，大棗可助白芍養營益陰。甘草調和諸藥。

【療效】治療頸椎病四十八例，好轉十九例，有效二十五例，無效四例，總有效率爲九二%。

【來源】《吉林中醫雜誌》一九八五年第六期。

健膝蠲痹湯

【組成】生黃芪十五克　防已十二克　羌活十二克　薑黃十二克　當歸十二克　茯苓十二克　赤芍十二克　紅花十二克　米仁十五克　老鸛草十二克　制南星九克　牛膝十二克　炙甘草九克。

【用法】水煎服。

【功效】活血通絡，利水勝濕，散結止痛。

【主治】膝關節骨質增生形成骨關節炎，滑膜滲出增加者。

【方解】方中黃芪、防已、羌活益氣利水勝濕。薑黃、當歸、赤芍、紅花活血通絡。茯苓、米仁利濕。老鸛草、制南星、牛膝祛痰散結，止痛活血。甘草和中。諸藥合用則活血通絡，利水勝濕，散瘀止痛。故可使骨性關節炎滑膜滲出之腫脹消退，疼痛解除。

【療效】　對單純性膝關節骨關節炎膝部腫脹療效可靠。

【來源】　《中國中醫骨傷科百家方技精華》，中國中醫藥出版社出版　一九九〇年十二月。

丹蠶米殼湯

【組成】　丹參三十克　赤芍二十克　雞血藤二十五克　米殼三十克　蠶砂三十克　元胡二十克　防風十五克　澤蘭葉三十克　豬苓二十克　雲苓二十克。

【用法】　上藥以清水九十ml浸泡二十分鐘後煎，每劑煎四次，共取藥液四百五十ml，待藥液稍涼後分四次口服。在飯後每六～八小時一次口服。服藥後疼痛加重者，服用次數改爲十二小時一次，或每次口服劑量減半，日服次數不變。服藥後如痛甚者，停藥觀察二十四小時，若痛減視爲有效。本方連服九劑爲一療程。

【功效】　活血化瘀，利濕，通絡止痛。

【主治】　頸椎病，腰椎間盤突出症，坐骨神經痛、腰椎神經根炎。

【加減】　頸椎病疼痛加桂枝十五克，葛根十克。腰椎部加杜仲十五克。平時怕著涼，有風寒濕症者加萆薢二十克、香附十五克、狗脊十五克。偏腰腳痛者，加牛膝十克。小便不利短澀者，加木通十五克、薏苡仁十克。平素體質較弱氣血不足者，將丹參，赤芍，雞血藤各減十～十五克，加黃芪三十克以補氣養血。舌質色淡濕潤水氣多，舌周邊有齒印者，加肉桂五克、細辛五克以溫經散寒。

【方解】　「一味丹參等四物」，故方中以丹參行氣養血，通經活絡化瘀。赤芍、雞血藤增強丹參活血通絡作用，能使瘀阻脈絡之氣結而散之。元胡中之延胡索素，米殼（即含罌粟碱的外殼），藥理學公認其鎮痛作用見長。豬苓、茯苓淡滲利濕。澤蘭葉最能利關節水。防風除經絡中積留濕氣，使滯留諸關節間水濕積液消散，組織間水腫消退，改善神經鞘膜神經細胞營養的供給。諸藥合用，則有活血化瘀，利濕通經止痛之功效。

【來源】　《中國中醫骨傷科百家方技精華》，中國中醫藥出版社出版　一九九〇年十二月。

鹿角四蟲散

【組成】　鹿角五十克　靈仙一〇〇克　地龍、土鱉蟲、全蝎各三十克　蜈蚣十條　白花蛇三條　三七二十克。

【製法】上述諸藥共研細末備用。

【服法】每日服三克，前十天一日服三次，後二十天一日服二次，連服三十天為一療程。

【功效】補肝腎、通督脈、祛風通絡，化瘀止痛。

【主治】各種類型頸椎病。

【加減】服藥後如有輕度噁心，腹痛、腹瀉，可加淮山藥五十克。

【方解】頸椎病乃系肝腎虧虛，筋骨衰退，風、寒、濕邪凝聚於肩頸部，使氣血凝滯，經絡閉阻不通。病情纏綿，經久不癒。故取蟲類藥搜風散結，通絡止痛。而且蟲類善於走竄，可直達病所，再輔以血肉有情之鹿角補腎助陽，通督脈。全蝎入肝經。祛風除濕。蜈蚣搜風通絡，白花蛇祛風活絡，透骨搜風。威靈仙善走竄，能通經絡祛風濕，消骨刺，止疼痛。地龍通利經絡，土鱉、三七化瘀化解。

【注意】感冒期間停服。

【療效】治療頸椎病二百五十例，顯效九十三例，有效一百五十一例，無效六例，總有效率為九七・二%。

【來源】《四川中醫》一九九一年第二期。

骨增酒

【組成】威靈仙、透骨草、杜仲、淮牛膝、穿山甲、丹參、白芥子各三十克白酒二百ml（五十度以上）。

【用法】以上各藥共研爲細末，置瓷罐或玻璃瓶中，密封半個月（冬季密封二十天）後服用，每次服十五～二十ml（根據患者飲酒量大小，可適當加減），每日服三次，以上爲一個療程劑量，約服二十五～三十天。間隔三～五天，可進行三個療程。

【功效】滋補肝腎，溫經通絡，活血化瘀軟堅散結。

【主治】骨質增生症。

【加減】腰骶椎骨質增生，加淫羊藿三十克。頸椎骨質增生，加葛根三十克。跟骨骨質增生，加木瓜三十克。

【方解】本方以淮牛膝、杜仲滋補肝腎，強壯筋骨。威靈仙、透骨草祛風散寒，通絡止疼。穿山甲活血散瘀，通行經絡。白芥子祛瘀散結。丹參養血活血化瘀。藥理研究證明，丹參具有擴張血管、促進體液循環的作用。白酒通脈行血。諸藥合用，有補肝腎、通經脈、行氣血、濡筋骨之效。對促進患部充血水腫的解除及組織的修復、改善血液循環與營養狀態有一定的作用。故對骨質增生症的症狀消除效果明顯，對新的骨質形成有所抑制。

【注意】　孕婦或陰虛火旺者愼用或禁用。

【療效】　治療骨質增生症一百例，臨床治癒四十八例，X線複查二十五例，其中增生骨質縮小十三例，無變化十二例。追訪半年至一年，均無復發。顯效二十九例，X線複查十五例，其中增生骨質縮小者七例。無變化八例，二十二例追訪半年上，有二例復發。但再服本方仍有效，好轉十九例，X線複查八例，增生無改變，追訪十一例，有一例於第五個月復發，再服本方仍有效，無效四例，總有效率爲九六%。

【來源】　《四川中醫》一九九一年第二期。

逐瘀通痹湯

【組成】　羌活六克　獨活十克　血竭三克（磨兌）　丹參十五克　乳香五克　沒藥五克　狗脊十五克　當歸十克　絡石藤十五克。

【用法】　水煎服，每日一劑，作二次分服。

【功效】　逐瘀通痹。

【主治】　骨質增生症。

【加減】　挾熱者加石膏、蠶砂。寒甚者，加桂枝、川烏。上肢加片薑黃、桑枝。下肢加木瓜、伸筋草。經久不癒者，可靜脈滴注丹參注射液。

【方解】　方中以羌活、獨活祛風勝濕。乳香、沒藥、絡石藤化瘀通絡。丹參、當歸、血竭活血化瘀，以祛經絡之瘀阻、肢節之寒濕。狗脊益腎壯骨，且除風濕。諸藥合用，共奏逐瘀通痹之功。

【療效】　治療骨質增生症一〇三例，治癒六十八例，有效二十七例，無效八例，總有效率爲九二%。

【來源】　《湖南中醫雜誌》　一九九一年第一期。

腰痹止痛湯

【組成】　骨碎補十二克　威靈仙十二克　當歸九克　川芎九克　赤芍十二克　熟地十二克　延胡索十二克　薑黃十二克　狗脊十二克　杜仲十二克　肉蓯蓉十二克　枸杞子十二克　甘草五克。

【用法】　水煎服，每日服三次。

【功效】　壯腰補腎，活血化痰。

【主治】　腰椎增生性脊柱炎、腰肌勞損，腰扭傷後經久疼痛、腰椎骨質疏鬆症。

【加減】 腰痛牽涉腿痛者，加用川牛膝十二克、木瓜十二克。腰痛痛無定處者，加用防風十二克以祛風解痙止痛。腰膝重著者，加用羌活十二克、獨活十二克以祛風勝濕止痹痛。腰膝冷痛者，加用桂枝九克以散寒止痛。

【方解】 本方以骨碎補、狗脊、肉蓯蓉補腎強筋壯骨。枸杞、熟地滋陰補腎，生精益髓。當歸、川芎以補血活血。赤芍祛瘀止痛。延胡索、薑黃活血祛瘀止痛。因爲腰爲腎之府，腎主骨。補腎則可以壯腰，補腎則可強筋健骨。佐以活血化瘀以達和血養骨。活血化瘀使腰部筋肉骨骼的血運改善，起到瘀祛生新的作用，故腰椎增生脊椎炎所致的腰腿疼痛得以解除。

【來源】 《中國中醫骨傷科百家方技精華》，中國中醫藥出版社出版 一九九〇年十二月。

頸病消暈飲

【組成】 天麻十二克 鈎藤十二克（後下） 蔓荆子十二克 當歸九克 川芎九克 生白芍十二克 首烏十二克 丹參十二克 白菊花十二克 青葙子十二克 生龍骨十二克（先煎） 生牡蠣十五克（先煎） 石決明二十克（先煎） 玄胡十二克 薑黃十二克 杜仲十五克 桑寄生十二克。

【用法】　水煎服，一劑藥煎三次。第一次煎時先將生龍骨、生牡蠣、石決明先煎煮十五分鐘後，再入天麻、蔓荆子、川芎、當歸、生白芍、首烏、丹參、青葙子、玄胡、薑黃、杜仲、桑寄生煮沸十分鐘後，再入鈎藤、白菊花，繼續煮沸三～五分鐘，即可取藥液服用。二煎、三煎將上藥煮沸十～十五分鐘即可，每天服三次。

【功效】　和血、活血、潛陽、鎮逆。

【主治】　頸椎病所致頭昏、目眩，適用於椎動脈型頸椎病。

【加減】　嘔吐者，加用竹茹十二克、法半夏十二克。煩躁不安者加琥珀一．五克，研沫沖服。小便黃赤者，加車前子十二克、茯苓十二克。

【方解】　本方以天麻、鈎藤、石決明平肝潛陽，熄風止痙。杜仲、桑寄生補腎，壯水以制火。當歸、川芎、生白芍、首烏補血、和血以養肝。白菊花、青葙子清肝明目。蔓荆子與白菊花相伍可以疏肝經風熱，治頭昏目眩。生白芍柔肝熄風。生龍骨、生牡蠣平肝潛陽並鎮逆。玄胡、薑黃活血化瘀。丹參活血化瘀、解血脈之痙。諸藥合用則和血、活血、潛陽、鎮逆。使受骨刺刺激而引起的頸動脈痙攣得以解除，改善頭部的血供，因而使椎動脈型頸椎病之頭暈等症狀得以緩解或消失。

【來源】　《中國中醫骨傷科百家方技精華》，中國中醫藥出版社出版　一九九〇年十二月。

葛根二藤湯

【組成】葛根三十～六十克　雞血藤三十～六十克　鈎藤十～三十克。

【用法】水煎二次，將二次藥液混勻，早晚分服，每天服一劑，十五天爲一療程。

【功效】活血化瘀、宣痹通絡，解痙止痛。

【主治】各種類型頸椎病。

【加減】眩暈泛惡、苔白膩者，加天麻、白朮、清半夏、茯苓各十克。如苔黃膩者，加竹茹、桔紅、枳實各十克。枕部頭痛者，加川芎、羌活各十克。頸項痛重者，加僵蠶十克。巔頂痛者，加藁本十克。頭昏不清，加菖浦、菊花各十克。雙側頭痛加川芎、蔓荊子各十克。額痛連目眶者，加白芷十克。頭部久痛或有外傷史者，酌加全蝎十克、蜈蚣一～二條。頸肩攣急疼者，加白芍三十克、甘草十克、薑黃十克。背脹痛者，加羌活、薑黃、白朮各十克。胸痛及背痛，加丹參十五克、瓜蔞三十克、薤白十克。牛臂痛麻者，加桑枝十五～三十克，伸筋草十五～三十克。臂痛不舉者，加土鱉蟲、地龍各十克。頸椎骨質增生者，加威靈仙二十克，或炮山由十～十五克。肢冷畏寒背涼者，選加桂枝，淫羊藿、肉蓰蓉、鹿角霜各十克。

【方解】　本方中葛根升陽發表，解肌透疹，生津止渴。《神農本草經》載其「主諸痹」。近代藥理研究和臨床實踐證實，葛根對改善腦血流量和擴張腦血管有一定作用，且有活血與治療頸項強痛的顯著功效。雞血藤補血行血，通經絡。勾藤清熱鎮驚，平肝熄風，藥理研究勾藤有明顯的鎮靜作用。勾藤碱能擴張周圍血管，降低血壓和減慢心率作用。三藥相伍，具有顯著的活血、解痙、宣痹功效。

臨床觀察，本方治療頸椎病可促使椎間孔周圍關節囊滑膜充血水腫消退，解除神經根的壓迫，解除或緩解對頸部周圍血管的牽張、激壓。消除肌肉痙攣、改善腦部血液供給，因而獲效顯著。

【療效】　治療頸椎病四十一例，治癒二十二例，顯效十五例，好轉三例，無效一例，總有效率爲九七·五%。

【來源】　《山東中醫雜誌》一九九一年第一期。

豨桐祛痹湯

【組成】　豨薟草十二克　海桐皮十二克　松節十二克　海風藤九克　忍冬藤九克　威靈仙九克　烏豆二十四克　秦艽九克　防己九克　當歸九克　薑黃九克　元胡九克。

【功效】活血通絡，除痹止痛。

【主治】各種骨關節痹證，如骨質增生關節炎、創傷性關節炎，風濕性關節炎，類風濕性關節炎、痛風性關節炎、筋膜炎、骨軟骨炎，肋軟骨炎，致密性骨炎等。

【加減】風濕者，加羌活、獨活。濕勝者，加蒼朮、薏米仁。熱勝者，加黃芩、生地。寒勝者，加乾薑、制附子。痛甚者，加制川烏、制草烏。上肢加桑枝、桂枝。下肢加牛膝、木瓜。腰背部加杜仲、桑寄生。瘀阻疼痛者，加桃仁、紅花、乳香、沒藥。痲木不仁、筋脈拘急者，加蠶砂、地龍乾。氣血虛者加熟地、黃芪、何首烏。

【方解】骨關節痹證是由於人體營衛失調，腠理空疏、正氣虛弱，風寒濕邪侵入經絡，凝滯關節，使氣血運行不暢所致。因此本方以豨薟草、海桐皮爲主。佐以海風藤、威靈仙、松節、秦艽、防己、烏豆祛風勝濕。忍冬藤清熱解毒，止經絡之疼痛。當歸、薑黃、元胡活血祛風，通絡止痛。諸藥合用，共達活血通絡、除痹止痛的目的。

【來源】《中國中醫骨傷科百家方技精華》，中國中醫藥出版社出版　一九九〇年十二月。

跟骨刺方

【組成】熟地九克　鹿角膠六克　狗脊九克　牛膝九克　赤芍九克　絲瓜絡十五克　威靈仙九克。

【用法】水煎服，每天一劑。

【功效】補腎健骨，舒筋通絡。

【主治】跟骨骨刺。

【方解】骨刺是一種退行性改變，多見於老年人。臨床治療多從補腎著手。方中熟地滋腎養陰，善補肝腎之陰血，又可生精補髓，滋腎水，益精陰。鹿角膠補肝腎，益精養血，壯腎中之陽。與熟地同用，則補腎中之水火，填精益髓。補腎健骨。腎氣旺盛，筋骨強健，則可抑制骨刺的生成。佐以狗脊、牛膝補肝腎，強筋骨，活血通絡，除風濕痹痛。牛膝可引藥下行，使藥力直達病所。赤芍絲瓜絡活血通絡。舒筋止痛。威靈仙祛風通痹，通絡止痛。諸藥合用則可溫陽補腎，活血止痛。

【療效】治療跟骨骨刺三十五例，疼痛均有顯著減輕。

【來源】《中國中醫骨傷科百家方技精華》，中國中醫藥出版社出版　一九九〇年十二月。

加味蒼柏湯

【組成】　蒼朮十二～十五克　黃柏十五～二十五克　牛膝十五克　薏苡仁二十克　白芷十二克　桂枝十二克　木瓜十五克　皂刺六～十二克　獨活十二克　桑寄生二十克　細辛三～五克　木通六～十二克　珍珠母十五～二十五克。

【用法】　水煎服，一日一劑，一劑爲一療程。

【功效】　活血通絡，祛痹除痛，補肝腎，壯筋骨。

【主治】　骨質增生性關節炎。

【加減】　氣虛加黃芪；血虛加當歸；腎虛加續斷、杜仲；疼痛較重加延胡索、全蝎、地龍。兼有外傷病變加續斷、杜仲、秦艽、香附。兼有外傷瘀血及腫脹加紅花、地龍、赤芍、公英。病變部位在腰以上易獨活爲羌活，加葛根、丹皮。

【方解】　蒼朮、黃柏燥痹阻之濕濁，清絡脈之鬱熱。蒼朮、黃柏相伍還有堅腎固陰的作用。白芷、桂枝、木瓜、薏苡仁、細辛、獨活增強宣通經絡、祛濕利痹之功。牛膝、木通、皂刺可活血通絡，祛瘀消堅。牛膝伍桑寄生補肝腎，強筋骨，祛風濕，和血脈。珍珠母潛陽、安神，止痛鎮靜。綜觀諸藥，寒熱並用，虛實兼顧，既通瘀溫散，又清利消堅，不但可補虛療損，而且可祛實利節。

【療效】治療骨質增生性關節炎六十五例，痊癒五十三例，顯效七例，有效五例，總有效率爲一〇〇%。

【來源】《山東中醫雜誌》一九九一年第三期。

蠲水湯

【組成】白花蛇舌草三十克　土茯苓三十克　黃柏十五克　車前草二十克　赤芍十五克　澤瀉三十克　夏枯草十五克　透骨草十八克　劉寄奴十二克　王不留行十二克　全蝎九克（研末沖服）。

【用法】用水煎取五百ml藥液，分二～三次服完，一日服一劑，連服六天，停藥一天。

【功效】清熱解毒，祛瘀蠲水。

【主治】膝關節退行性改變合併滑膜炎。

【加減】陰雨寒冷天氣關節腫痛加重者，加獨活十五克，以祛風通絡。經藥物治療腫漸消而疼痛不減者，加川牛膝二十克　紅花二十克　土鱉蟲十克，以加重活血祛瘀，通絡止痛之力。

【方解】膝關節退行性改變出現關節積液，與年老脾腎兩虛有關。脾失健運，則水濕停留。腎失蒸發，則開合不利，水邪泛濫，致水濕停留於關節，阻礙氣機。氣滯血瘀，日久瘀水互結，蘊而化熱。故擬用白花蛇舌草、土茯苓、黃柏、透骨草清熱解毒、祛濕蠲水。車前草、澤瀉淡滲利濕。赤芍、王不留行、劉寄奴、夏枯草。全蝎活血化瘀，軟堅散結，通絡止痛。諸藥合用，則清熱解毒，祛瘀蠲水。

【療效】　治療膝關節退行性改變合併滑膜炎患者四十二例，有顯效十三例，好轉二十七例，無效者二例，總有效率爲九五%。

【來源】　《山東中醫雜誌》一九九一年第三期。

骨痛靈

【組成】　穿山甲二十克　全蝎二十克　蜈蚣六條　川楝子十二克　牛膝二十克　桃仁十克　紅花十克　甘草二十克。

【製法】　將上述藥物烘乾研爲細末，分裝於二百四十粒膠囊中備用。

【用法】　早晚各服膠囊二粒，用黃酒送服。一劑藥爲一個療程藥量。

【功效】　活血祛瘀，通絡止痛。

【主治】　頸椎、腰椎骨質增生症。

【方解】　方中穿山甲、全蝎、蜈蚣善於走竄搜剔，通痹止痛。可搜除經絡之頑邪，治風濕頑痹。川楝子可疏肝行氣止痛，且可清利濕熱，增強穿山甲、全蝎、蜈蚣通經搜剔，通痹止痛之功。桃仁、紅花可活血祛瘀，散經絡中之瘀滯，促經脈之循環。穿山甲性專利散，能活血祛瘀，增強桃仁、紅花之祛瘀生新作用。牛膝強筋骨，治痹痛，且可活血通經。甘草調和諸藥，緩解藥性。諸藥共同作用，則可活血祛瘀，通絡止痛，用治骨質增生所致的疼痛可收良效。

【療效】 用本方治頸椎，腰椎骨質增生症七十六例，臨床治癒五十三例，有效二十一例，無效二例，總有率爲九七．四%。

【來源】 《山東中醫雜誌》一九九一年第三期。

溫腎養肝通痹湯

【組成】 熟附片、淫羊藿各十八克　白芍三十克　黃芪、牛膝各二十克　木瓜、桂枝各十克　甘草九克。

【用法】 熟附片先煎一小時後，再入其它藥物，以文火煎沸二十分鐘左右即可，每天服一劑。煎二次，早晚各服一次。

【功效】 溫腎，養肝，通痹。

【主治】 因腰椎退行性改變。腰椎間盤脫出，寒濕侵襲等所致的坐骨神經疼痛症。

【加減】　偏寒者重用桂枝，加乾薑。偏熱者加地龍、防己。偏濕者，加薏苡仁，萆薢。抽筋頻頻者，加全蝎、僵蠶。症發多年、瘀血日久者，加田三七、雞血藤。

【方解】　方中附子乃命門主藥，引藥歸原，補命門益精氣。淫羊藿溫腎祛寒固陽，並有振奮機能之功效。黃藤固表，與桂枝溫通經絡。川牛膝治半身腰膝酸痛，補腎祛濕引藥下行，直達病所。木瓜性溫，可下行祛濕，且其味酸，可以柔肝。與甘草合用則可酸甘化陰，緩急止痛，治筋拘攣，乃芍藥甘草湯之意。故本方功可溫腎，養肝、通痹。

【療效】　服用本方結合回陽玉龍膏外敷治療腰椎退行性改變等所致坐骨神經痛五十八例，痊癒三十二例，顯效十六例，好轉九例，無效一例，總有效率爲九八％。

【來源】　《新中醫》一九九一年第二期。

頸痛寧沖劑

【組成】　丹參　赤芍　紅花　葛根　地龍　川芎　細辛等。

【用法】　上藥製成沖服劑，每包含生藥十二克。每次一包，每日三次，三十天爲一療程。

【功效】通經活絡，除痹止痛，降低血液粘度，改善微循環作用。

【主治】頸椎病。

【方解】略。

【療效】用本方治療一〇二例椎動脈型頸椎病，治癒三十八例，顯效二十九例，減輕症狀者三十一例，無效四例，總有效率爲九六．一%。

【來源】《中西醫結合雜誌》一九九一年第六期。

附：頸痛寧沖劑乃第四軍醫大學研藥廠生產。

碎補歸芪湯

【組成】骨碎補三十克　黃芪十五克　當歸十克　淮牛膝十克　炙甘草三克　桂枝五克　雞血藤三十克　木瓜十克　川斷十五克　狗脊三十克　烏梅十五克　鹿角霜十克　制草烏五克　蜈蚣二條。

【用法】水煎，分二次服完，每天服一劑。

【功效】補肝腎，通經絡，除痹痛。

【主治】腰椎肥大性下肢痲木疼痛症。

【方解】　方中骨碎補、狗脊、雞血藤、牛膝，可強壯筋骨，活血通絡，治風濕痹痛。亦可通利關節，常用於肝腎不足，腰膝無力、關節疼痛。川斷益肝腎、壯筋骨，治腰膝酸痛，腿腳無力。黃芪、當歸益氣補血。炙甘草補中益氣。桂枝，草烏溫經散寒，除痹止痛。桂枝善溫散表寒，草烏祛經絡之沉寒固疾。蜈蚣搜剔經絡，除痹止痛。木瓜舒筋，烏梅生津，二藥均味酸，與甘草合用，可酸甘化陰，緩急止痛。鹿角壯陽益精，補腎健骨。可溫補肝腎，塡精益髓，強筋壯骨。

【注意】　服藥期間，忌食生冷油膩、海腥味食物，以及雞蛋、豬頭肉、公雞等發性食物。

【療效】　服用本方配合電針治療腰椎肥大性下肢麻木疼痛症三十五例，治癒二十例，好轉十二例，無效三例，總有效率達九一%。

【來源】　《新疆中醫藥》　一九九一年第一期。

益腎化瘀散結湯

【組成】　水蛭六克　牛膝十五克　片薑黃十克　桃仁十克　甲珠二十克　鹿角霜十克　乳香　沒藥共十克　骨碎補二十克　菟絲子十二克　獨活十克　靈仙十克　狗脊十五克　白附子十克　杜仲十二克。

【用法】 水煎服，一日服一劑。

【功效】 益腎化瘀散結，除濕止痛。

【主治】 肥大性脊椎炎。

【方解】 脊椎骨質增生，又稱脊椎肥大性脊椎炎，以骨質增生爲主要臨床特徵。「腰者」，腎之腑也；腎主骨生髓。如果腎精虧損，則會產生腰椎的退行性改變——骨質增生。因此，在治療時，必須益腎壯骨，以治其本。方中鹿角霜、骨碎補、狗脊、杜仲、菟絲子均能補益肝腎，強筋壯骨。腎氣旺盛，則腎精充足，筋骨強健，不易損傷，骨質增生難成。骨質增生可至局部經絡瘀阻，經絡不暢，正常的代謝不能順利進行。因此，要化瘀軟堅散結，盡可能消除增生之骨刺。水蛭、川牛膝、片薑黃、桃仁、甲珠、乳香、沒藥都能祛瘀通滯，疏通經絡血脈，軟堅散結，療痹止痛。使局部氣血循行暢通，改善代謝和病變組織的營養狀態，有利於病損組織的恢複。骨質增生患者，往往兼併有風濕痹痛之證。或因風寒濕的侵襲而誘發疼痛。故在治本的同時，也必須治標，標本同治，則奏效快捷。獨活、靈仙、白附子既能祛風除濕，又能增強理氣活血止痛之功。

【來源】 《湖南省中醫骨傷科學術資料》第一～二期，一九九〇年十二月。

骨質增生丸

【組成】　熟地六十克　骨碎補四十五克　蓯蓉三十克　雞血藤四十五克　海桐皮十五克　鹿銜草十五克。

【用法】　上述諸藥共研爲細末，煉蜜爲丸，每丸重九克。每次服一丸，溫開水送服。一日服三次，一個月爲一療程，可連續服二～三個療程。

【功效】　補腎益髓，壯骨鎮痛。

【主治】　脊柱骨質增生、頸椎病，增生性骨關節炎。

【方解】　骨質增生病症，腎虛骨空是其本。骨關節疼痛，肢體功能障礙是其標。治療用藥，必須標示兼顧。所以本方中以熟地滋陰補腎中之精血。腎精充沛，濡養滋潤骨關節，則骨關節健壯。蓯蓉壯腎中之陽氣，腎氣盛，有溫煦生發之功，以增強骨關節功能的動力。熟地、蓯蓉補腎中之陰陽以治其本。骨碎補、鹿銜草補腎健骨以鎮痛，且可佐蓯蓉壯陽。雞血藤、海桐皮養血通絡以鎮痛，尚可佐熟地養陰。四藥合用，則補骨通絡鎮痛以治其標，故本方有補腎益精、壯骨鎮痛之功。

【療效】　治療骨質增生病有顯著療效。

【來源】　《中國中醫骨傷科百家方技精華》，中國中醫藥出版社出版　一九九

○年十二月。

天柱通關湯

【組成】生黃芪十五克　葛根三十克　當歸十二克　生地十五克　乳香六克　蓯蓉十五克　雞血藤十二克　僵蠶六克　威靈仙十二克　桂枝六克　牛膝十二克。

【用法】水煎服。

【功效】益氣化瘀，和營解肌，熄風通絡。

【主治】頸椎病。

【方解】方中以黃芪益氣，行周身之血，散體表之邪。葛根升散解表，鼓舞脾胃陽氣而祛肌滯寒凝。當歸、乳香、雞血藤等活血通經舒絡。生地、肉蓯蓉益腎堅骨。威靈仙祛風勝濕，通絡止痛，消除骨刺。僵蠶熄風解痙，化痰散結。桂枝溫陽和營。牛膝活血祛瘀，強健筋骨，且能引藥下行。諸藥合用，對頸椎病發作期可緩解疼痛、慢性期可治頸椎骨質增生引起的各種症狀。故本方可攻補兼施，標本兼顧，筋骨同治，可治各型頸椎病。頸椎《醫宗金鑒》稱之爲天柱，爲上下陰陽交會關口，升清降濁之通道，所以本方名爲天柱通關湯。

【療效】臨床治療頸椎病五百餘例，配合手法和練功治療各種類型頸椎病顯效率在八十五%以上。

【來源】《中國中醫骨傷科百家方技精華》，中國中醫藥出版社出版　一九九〇年十二月。

三棱莪朮湯

【組成】三棱十五克　莪朮十五克　熟地十五克　肉蓯蓉十五克　丹參十八克　巴戟十五克　羊藿葉十五克　兩面針十八克　全蝎三克　蜈蚣一條　黨參十八克　甘草十克。

【用法】水煎服，以文火慢煎，每日一劑，早晚各服一煎。

【功效】補肝腎、強筋骨，活血通經止痛。

【主治】增生性膝關節炎。

【方解】增生性膝關節炎是中老年常見病，多發病。由於肝腎虧虛，寒凝血瘀，極虛極實，纏綿難癒，治療宜溫通化瘀。方中巴戟、羊藿葉、熟地、肉蓯蓉、黨參、甘草補肝益腎，強筋壯骨。祛風濕。三棱、莪朮、丹參破瘀行血。全蝎、蜈蚣、兩面針祛風通絡止痛。諸藥合用，則攻補兼施。雖三棱、莪朮藥力峻猛，亦無破血散血之虞。而本病多以虧虛寒凝互見，故服用本方同時，以四生湯熏燙患膝，以溫熱散寒，內外兼治，共湊溫通化瘀之功。

【來源】《中國中醫骨傷科百家方技精華》，中國中醫藥出版社出版　一九九〇年十二月。

附：四生湯：生川烏三十克、生草烏三十克、生南星三十克、生半夏三十克、王不留行三十克、寬筋藤三十克。用兩塊方帕將上藥分包成兩個藥包，放在藥罐內煎二十～三十分鐘離火。將患膝置罐口上任藥包熏蒸約二十分鐘後，將藥取出，趁熱燙熨患膝，兩藥包交替使用，每天二次，二週爲一療程。

烏馬龍合劑

【組成】　炙川烏四克　炙草烏三克　炙馬錢子三克　黃芪二十五克　黨參二十克　荆三棱十克　蓬莪朮十克　麻黃十五克　桂枝十五克　地龍二十克　細辛五克　甘草十克。

【用法】　水煎一〇〇ml，早晚分服。

【功效】　益氣活血，溫經散寒，通絡止痛。

【主治】　老年性關節炎，風濕性關節炎、痛風及神經性關節疼痛。

【加減】　寒痛甚，年老氣虛加人參五～十克。上肢痛，加白芷十克、威靈仙十克。下肢痛，加獨活、牛膝各十克。腰痛者，加桑寄生三十克、川斷十克。

【方解】參芪大補元氣。麻黃、細辛、川烏、草烏溫經散寒。荊三棱、莪朮、馬錢子、地龍活血通經。諸藥合用，則益氣活血，溫經散寒，通絡止痛。

【來源】《中醫函授通訊》一九八四年第一期。

消骨湯

【組成】勾藤二十克　粉葛二十克　白芍三十克　延胡十克　秦艽二十克　獨活十克　威靈仙二十克　當歸二十克　蜈蚣三條（去頭足）　制川烏十克（先煎三十分鐘）。

【用法】水煎服。

【功效】祛風通絡，舒筋止痛。

【主治】頸椎病。

【加減】偏寒者，加桂枝、細辛、白芥子、附片、淫羊藿。偏熱者，加板藍根、銀花、連翹。偏濕者，加雲苓、苡仁、茅朮。氣虛者，加黨參、天麻。腎虛者，加枸杞、巴戟。

【方解】勾藤可平肝熄風，治頭目眩暈脹痛、緩急止痙。粉葛生津舒筋，解肌止痛，治項背強幾幾。白芍柔肝止痛，緩急斂陰，治四肢拘攣疼痛。三藥合用舒筋緩急，解除肌筋痙攣。故可治因頸椎病所致之頸肩臂痲木疼痛，頸項強直等症。秦艽、獨活、威靈仙祛風通絡，除濕止痛，且威靈仙為治骨刺要藥。蜈蚣、川烏祛風、溫經、散寒，剔經絡之頑疾。蜈蚣尤善搜經通絡，且可止痙，緩解肌筋攣痛。當歸、延胡索活血、止痛，治瘀滯疼痛。

【療效】治療頸椎病一百一十三例，收到良好效果。

【來源】《四川中醫》一九八三年第三期。

骨寧丸

【組成】懷牛膝（酒炒）三十克　川牛膝三十克　杜仲（酒炒）三十克　木瓜三十克　威靈仙（鹽、酒炒）三十克　狗脊（酒浸）三十克　川斷（鹽炒）十克　尋骨風三十克　葛根三十克　川芎二十克　砂仁十五克　白芥子十五克　白芍六十克。

【用法】上藥為細末，煉蜜為丸備用。每丸重九克。每日服三次，白開水送下，連服三個月為一療程。

【功效】補肝腎，強筋骨，舒筋通絡，除痹止痛。

【主治】骨質增生症。

【方解】　牛膝補肝腎，壯筋骨，利關節，治肝腎不足所致之腰腿酸痛、軟弱無力，以及風濕所致之下肢關節疼痛。同時牛膝尙可活血祛瘀，通經止痛，治瘀血凝滯所致之肢體疼痛。懷牛膝長於補，川牛膝喜於破，兩者配伍，使攻補兼施，各得其所。杜仲、川斷、狗脊補肝腎，強筋骨，以增強懷牛膝的功效。木瓜、白芍斂陰柔肝，緩急止痙，治肌筋拘攣疼痛。威靈仙、尋骨風、狗脊、川芎可行氣通經絡，祛風濕除痹痛。葛根舒筋解肌、助木瓜、白芍緩急止攣。白芥子可袪痰濕，利經氣，散結消腫。治痰濕阻塞經絡所致的肢體關節疼痛，砂仁可化濕健脾、行氣寬中、增強脾胃對藥物的吸收輸送作用。

【療效】　治療骨質增生症有顯著療效。

【來源】　《四川中醫》一九八五年第九期。

頸椎骨刺丸

【組成】　白粉霜七．五克　珍珠粉〇．一五克　乳香六克　沒藥六克　冰片一．五克　黃連三克　牛黃〇．六克　麝香〇．一五克　蒙石（煅）三克　雄精二．五克　槐角十二克　白芷一．五克。

【用法】　上藥共研細末，麵粉五十克糊丸，如綠豆大小，朱砂十五克爲衣。每劑可製丸八百粒。每天服一次，睡前服，每次服三丸，連服三個月。

【功效】清熱解毒，活血化瘀，袪風豁痰。

【主治】頸椎骨刺屬熱毒瘀血、風痰爲患者。

【方解】槐角除邪熱，補絕傷。黃連清心除煩。牛黃、冰片、珍珠清熱熄風，通竅豁痰，鎮心定驚。麝香辛竄入絡通竅，活血。白粉霜、蒙石、雄精下痰利水。乳香、沒藥活血定痛。白芷辛香，袪風止痛。朱砂鎮心安神。

【注意】服藥期間禁食牛肉、雞蛋。

【療效】消除症狀，緩解劇痛方面有良好療效。

【來源】《成都中醫學院學報》一九八八年第三期。

註：白粉霜爲輕粉的再製品。

補腎通絡湯

【組成】熟地十克　杜仲十克　骨碎補十克　白芍十克　狗脊十克　五加皮十克　木瓜十克　秦艽十克　牛膝十克　薑黃十克　甘草六克。

【用法】每劑煎二次，濾得藥液六百ml，每次服三百ml，每日服二次。

【功效】補腎通絡，除痹止痛。

【主治】骨性關節炎。

【加減】有口渴咽乾、舌紅、脈細數之陰虛症者，熟地易生地，酌加知母、菊花、黃柏等。若病位在上者，牛膝易桑枝。若關節腫脹，疼痛甚者，可酌加制川烏、地龍、地鱉蟲。

【方解】熟地塡精補髓，益肝腎。杜仲、骨碎補，狗脊入腎經；白芍入肝經，可以強筋骨，補肝腎。五加皮、木瓜、秦艽、牛膝、薑黃活血逐瘀，療痹止痛。甘草調和諸藥，又與白芍配伍以緩急止痛。諸藥合用，共湊補腎通絡、除痹止痛之效。

【療效】治骨質增生症三十四例，顯效二十例，有效十二例，無效二例，總有效率爲九四·一%。

【來源】一九八八年全國中醫骨傷科學術交流會資料。全國中醫傷科學會一九八八年十一月　江蘇無錫會議。

第二章　注射方

抗骨痛

【組成】金毛狗脊五百克　穿山龍五百克　紅花五百克　當歸五百克　獨活二百五十克　防風二百五十克　桂枝二百五十克　甘草五百克。

【製法】取當歸、獨活、防風、桂枝用常水拌勻水蒸氣蒸餾。收集蒸餾水一千五百～二千ml，加吐溫八〇、五～七ml混勻，裝入五百ml瓶中密封，攝氏一一〇度滅菌後備用。剩餘藥渣再加水煎二次，其藥液與下藥渣液混合一起。

取穿山龍、紅花、狗脊、甘草用常水煎煮三次，每次一小時。收集三次煎液與藥渣液混勻濃縮一小時至三千～四千ml，加五十%石灰乳至pH十二。繼續加二十～五十%稀酸硫至PH五～六攪勻放置沉澱。濾液濃縮成膏狀加九五%乙醇，使含醇量達八一～八四%。用四十%氫氧化鈉調pH七．五～七．八，放置十二～二十四小時，濾液回收乙醇。濃縮使乙醇除盡，加注射用水至二千五百ml溶解。濾液用二十～四十%氫氧化鈉調pH至七．五，加活性炭二．五克混勻加熱煮沸。冷後濾液與蒸餾液混合，加苯甲醇五十ml，吐溫八〇、一〇～十五ml，再加注用水至五千ml。裝入五百ml瓶密封。攝氏一一〇度滅菌三十分鐘後放一～二天。經G_3溶液分裝二ml和六ml安瓿，攝氏一〇〇～一〇五度滅菌三十分鐘，經檢查合格後供臨床注射用。

【用法】　可作痛點、穴位及肌肉注射。在頸部疼痛部位用拇指按壓痛點或病變部位爲治療點，再根據頸後椎體兩側軟組織厚度用五號或五號半針頭在無菌操作下針灸直刺或斜向椎體十五度刺下到一定深度得氣後，將針柄回抽，確實無回血才可注入藥液。每個痛點注射〇．五～一ml。每日或隔日一次，一個療程二十次。休息一週，再進行第二個療程。

【功效】　舒筋活絡，祛風化瘀，除痹止痛。

【主治】　頸椎病、腰椎病、其它部位骨質改變性疼痛症。慢性腰腿痛，寒濕性腰腿痛，軟組織損傷等。

【方解】　穿山龍祛風除濕、活血通絡、治風濕疼痛，四肢肌膚麻木，筋骨疼痛，關節屈伸不利，跌打損傷，瘀滯作痛等。紅花活血祛瘀；當歸活血。三者配伍，增強活血通絡之效。促進病變部位血液循環，促使局部炎症水腫消退。金毛狗脊祛風濕，通經絡，強筋壯腰膝，治風濕痹痛、四肢拘攣、腰膝酸痛等症。防風、羌活祛風勝濕，治風寒濕痹。桂枝溫經通陽，祛風通絡，用於風寒濕痹，治骨節疼痛。藥理研究證明其可擴張皮膚血管，促進血液循環。能提高大腦感覺中樞痛閾，解除頭部血管及平滑肌痙攣，有鎮痛解痙作用。甘草益氣補中，調和諸藥。諸藥合用，則舒筋活絡，除痹止痛。祛風化瘀，補脾益氣。強筋補腎，活血止痛。改善局部循環與新陳代謝，促進炎症的吸收消退。製成注射劑直接注入病變部位，使藥液直達病所，並易於吸收，充分發揮藥效。

【療效】　治療頸椎病一百例，症狀完全緩解三十一例，顯著緩解三十七例，緩解十九例，無效十三例，顯效六十八%，總有效率八七%。

【來源】　《遼寧中醫雜誌》一九八二年第八期。

頸寧注射液

【組成】　頸寧Ⅰ號：川芎、白芷、羌活、五加皮、藁本、桂枝、靈仙、白芥子、白蒺藜、葛根、馬勃、秦艽、紅花、丹參、狗脊。

頸寧Ⅱ號：丹參、枸杞、首烏、菊花、靈芝。

【製法】　略。

【用法】　頸寧Ⅰ、Ⅱ號注射液五～八ml加五十%葡萄糖二十ml，在兩側夾脊穴或風池穴各注射十ml，注射時要求快速推藥，使其有分離作用，每日上午注射藥物，下午作電體操，一療程爲二十～三十天。

【功效】 活血化瘀，祛風除濕，舒筋通絡，強骨壯筋。

【主治】 頸椎病，包括頸椎管、神經孔相對狹窄造成的脊髓、神經根受壓及椎動脈變化等。

【方解】 頸椎骨質增生或頸椎管狹窄，使頸脊髓，神經根或椎動脈受壓，再加上風寒濕邪的侵襲，則引起頸肩疼痛、上肢麻木、眩暈等一系列症狀出現，即所謂頸椎病。由於增生骨刺的壓迫，使局部組織充血水腫、經絡瘀滯，產生炎症改變，使臨床症狀加劇。因此頸寧Ⅰ號選用了祛風通絡、除濕療痹、活血祛瘀、通絡行瘀、解肌除痙的藥物以改善局部營養，消除炎症。骨質增生是一種退行性改變，是肝腎虛（尤其是腎虛）的一種表現。故頸寧Ⅱ號及選用了補益肝腎、強壯筋骨、安神醒腦的藥物以治其本。這樣則標本兼治，攻補兼施。同時用藥時又是大劑量快速推入，既可使藥物直接作用於病變部，有利於藥效的充分發揮，又可起到分離局部組織粘連的作用。

【療效】 共治療一百例，顯效七十三例，有效二十五例，較差一例，無效一例。近期有效率達九九%，其中頸寧Ⅰ號顯效五十一例，有效十六例，有效率爲一〇〇%。頸寧Ⅱ號顯效二十二例，有效九例，效差一例，無效一例，總有效率爲九三．八%。

【來源】 《貴州醫藥》一九八四年第四期。

抑骨刺注射液

【組成】　靈仙〇・二克　當歸〇・二克　漢防己〇・二克　狗骨一・〇克（以上為每支藥含生藥量）。

【製法】　1.A液：健康家犬（不分雌雄和年齡）處死，剝皮，剔淨殘肉。全骨洗淨加蒸餾水煮沸二小時，過濾除油，將骨粉碎。碎骨煎煮二次，每次二小時，過濾，合併二次濾過液濃縮。將濃縮液加三倍量乙醇放置七十二小時，過濾，濾液回收乙醇。殘留液揮盡乙醇，加石臘三～十克，煮沸三十分鐘，冷卻，靜置，濾過。濾液加〇・二％藥用炭，煮沸濾過。濾液加NaCl調至pH六～七，加苯甲醇一・五％，加注射用水至全量，濾過。溶液熔封，滅菌，燈檜印字包裝。

2.B液：威靈仙、漢防己、當歸三藥，以水醇法分別提取後，和A液合在一起製成抑骨刺注射液。

【用法】　選增生的椎體橫突左右各一點（腰部相當於腎俞、氣海俞、大腸俞、關元俞，一般都有壓痛點），常規消毒後，用六～六號半針頭，針尖向脊椎斜刺約二～二・五公分，抽吸針筒，如無回血，則將藥液緩慢注入。每點約一・五～二ml，每日或隔日穴位封閉一次，十次為一療程，中間休息七天。

【功效】　活血疏風，祛寒除濕。
【主治】　骨質增生症。
【方解】　靈仙祛風勝濕，通絡止痛。靈仙醋製液對魚骨刺似有一定軟化作用，提示可能也有軟化骨刺之效。漢防己祛風除濕，通絡止痛。當歸行血調經，活血止痛。狗骨代替奇缺的虎骨，以治風濕關節痛，強筋健骨。將藥直接注入增生的橫突部位，可直達病所，起到溫通經絡，通則不痛的作用。使炎症產物很快得到吸收消散，故對機體有消炎止痛和調節代謝的作用，促進功能恢復。封閉後可促使新陳代謝旺盛，改善神經、關節、肌肉的功能狀態。使肌肉疼痛、板硬、酸脹、痲木等症狀顯著減輕。
【療效】　治療增生性脊椎炎九十五例，其中頸椎病五十三例，有效四十九例，有效率爲九二．四％，腰椎增生四十二例，有效四十一例，有效率爲九七．七％。
【來源】　《遼寧中醫》一九七九年第五期。

鹿蹄草注射液

【組成】　鹿蹄草。
【制法】　略。
【用法】　每天肌肉注射四ml，分一～二次注射，十天爲一療程。若合併有神經根刺激者，先用頭帶牽引，二週後再注射鹿蹄草注射液。

【功效】活血通經，強筋壯骨。

【主治】椎動脈型頸椎病。

【方解】鹿蹄草性味苦平，無毒，入肝脾、心肺四經，補腎壯陽，祛風濕，強筋骨。能使瘀滯血流流通，肝腎供血充足。動物實驗證明，鹿蹄草浸出液有擴張血管作用，有助於改善椎動脈受壓所致之腦缺血。有人研究鹿蹄草有抗去甲腎上腺素作用，有助於解除血管痙攣，使血流通暢。

【療效】治療椎動脈型頸椎病六十五例，顯效五十五例，好轉八例，無效二例，總有效率為九六・九%。

【來源】《中國中醫骨傷科雜誌》一九八九年第四期。

頸椎靈

【組成】狗脊、葛根、丹參、川芎、桂枝、白芷、靈仙、五加皮、白蒺藜等。

【製法】用水煮提醇沉澱法，製成注射液。

【用法】頸椎夾脊穴（頸椎棘突旁開一・五公分）雙側深部肌肉加壓注射，隔日一次，十次為一療程。療程之間隔七天，可連用二～三個療程。

【功效】疏通血脈，祛風散寒，舒筋活血，消瘀止痛。

【方解】略。

【療效】治療六百七十例，治癒二〇一例，顯效二百八十一例，有效一百三十四例，無效三十六例，中止治療十八例，總有效率爲九二%。

【來源】《實用中西醫結合雜誌》一九八九年第二期。

複方小棕包針劑

【組成】小棕包（披麻鞄、小藜蘆）一〇〇克　杭芍二千克　葉下花（追風箭）二千克　紫金、金蓮（小藍雪、藍花岩陀）各二千克。

【製法】上藥製成二ml×一千安瓿針刺備用。

【用法】每天肌注一～二次，每次一支，十～二十次爲一療程。

【功效】祛風除濕，行氣散瘀，疏通經絡，消炎止痛，斂陰柔肝。

【主治】頸椎、胸椎、腰椎、膝關節、跟骨等骨質增生症。

【方解】小棕包活血化瘀，消炎止痛，按骨止血。葉下花、紫金蓮及抗芍增強其功效。小棕包又稱藜蘆，雖然與杭芍同用，有違中藥十八反訓戒，但療效確佳，在使用中也未見到毒性反應。

【療效】 治增生性骨關節炎五十六例，顯效三十五例，好轉十八例，無效三例，總有效率九四．六四%。

【來源】 《雲南中醫雜誌》一九八五年第六期。

骨刺注射液

【組成】 制川烏四十克　制草烏四十克　桃仁四十克　威靈仙四十克　赤芍六十克　寄生一〇〇克　紅花四十克　萆薢一〇〇克　漢防己六十克　防風四十克　桂枝尖四十克　秦艽四十克　獨活四十克　五加皮四十克　白細辛六十克　羌活四十克　白芷六十克　當歸一〇〇克　吐溫八〇二〇〇ml　苯甲醇二十ml

【製法】 上藥製成注射液一千ml備用，每安瓿二ml。

【用法】 肌肉注射，每日一～二次，每次二～四ml；也可作穴位或痛點注射。

【功效】 活血祛瘀，溫經通絡，除痹止痛。

【主治】 各種骨質增生症。

【方解】 方中桃仁、紅花、赤芍、當歸活血祛瘀，疏通血脈。川烏、草烏、細辛、桂枝溫經散寒，祛經絡之沉寒痼疾，治寒濕痹痛。威靈仙、漢防己、防風、秦艽、獨活、萆薢、白芷祛風濕，通經絡治肢體風濕痹痛，肢節疼痛。桑寄生、五加皮強筋骨、壯腰膝，亦可祛風除濕，治筋骨萎軟，風濕痹痛。

【療效】治療骨質增生症一百例，近期療效爲七六・六％。

【來源】《貴陽中醫學院學報》一九八一年第四期。

丹鹿Ⅰ號注射液

【組成】丹參一百五十克　鹿含草一百五十克　菌靈芝一百二十克　葛根六十克　川芎一百五十克　白芷六十克　威靈仙六十克　桂枝四十克　羌活六十克　獨活六十克　元胡素九十　苯甲醇十ml　吐溫八〇一〇ml。

【製法】上藥製成注射液一千ml備用。

【用法】用二十ml空針、八號針頭抽取丹鹿Ⅰ號液六ml，再抽取十％葡萄糖液至二十ml。令患者低頭反騎坐椅上，取其頸部兩側夾脊穴，常規消毒後，準確緩慢地注入藥液各十ml。注藥時應注意患者的反應，若有閃電樣疼痛感覺，應停止注射，迅速抽出針頭。注射後四～六小時，再用六九八型點送電治療機作電體操四～五分鐘，每日一次，二十五天爲一療程。

【功效】活血化瘀，祛風除濕、溫經散寒，補腎強筋，調養氣血。

【主治】頸臂綜合徵、肩周炎、腰腿痛、風濕性關節炎、坐骨神經痛等。

【方解】丹參、元胡素、川芎活血化瘀。靈仙、羌活、獨活、白芷除濕祛風。桂枝溫經散寒，通血脈。葛根解肌升陽。鹿含草補腎益精、強筋壯骨。菌靈芝滋補強壯，扶正固本。

【療效】治療頸椎骨質增生等所致頸部軟組織疼痛性疾病一〇八例，基本治癒一〇三例，顯效五例，總有效率爲一〇〇%。隨訪一年以上者三十二例，未復發者二十八例，占八七·五%，復發者四例。占十二·五%。隨訪二年以上者十一例，未發者十例，占九十%，復發者一例，占十%。

【來源】《貴陽中醫學院學報》一九八四年第四期。

第三章　熏洗方

羌梅生薑湯

【組成】　羌活、當歸、烏梅、炒艾葉、五加皮、防風、炙川烏、地龍、木通、萆薢、川椒各三十克　生薑一百五十克（拍爛）。

【用法】　諸藥用紗布包裹後，放入大小適中的盆中，加冷水（約盆容積的三分之二後，置火上煮沸五分鐘左右。乘熱熏洗患處，稍冷，用藥水浴洗患處，並輕輕揉按患部。腰椎增生性關節炎，用紗布口罩二個，蘸藥湯交替熱敷患部，每日一～二天，每劑藥用五～七天。

【功效】　祛風散寒除濕，活血通絡。

【主治】　增生性骨關節炎。

【方解】　骨關節炎多由肝腎不足，風寒濕邪閉阻經絡，導致經脈氣血不通而形成。按通則不痛之理。選用祛風散寒除濕，活血通絡藥物組方。煎藥熏洗患處，使風寒濕邪得去，經絡氣血通暢，而疼痛除。

【療效】治療骨性關節炎五十八例，其中腰椎增生者二十二例，膝關節骨質增生者二十一例，踝關節骨質增生者三例，跟骨骨質增生者十一例。治療效果、顯效與有效者五十二例，無效六例。

【來源】《雲南中醫學院學報》一九九〇年第二期。

活絡洗方

【組成】炒艾葉、生川烏、木瓜、防風、五加皮、地龍、當歸、羌活、土鱉蟲、伸筋草各三十克。

【用法】上藥用紗布包裹後，放入盆中，加冷水置火上煮沸五分鐘。將盆離火置地上乘熱熏洗患處。待稍冷後（以不燙手爲度），用藥湯浴洗患部，並輕輕揉按患處。每天浴洗一~二次，每次約一小時左右，每劑藥連用五~七天。

【功效】通經活絡止痛。

【主治】骨性關節炎、創傷性關節炎、腰椎小關節紊亂症、肩周炎、類風濕性關節炎、網球肘、彈響指。

【方解】羌活、木瓜、防風、五加皮祛風除濕通絡。川烏、炒艾葉溫經通絡。當歸活血通絡。重用地龍、土鱉蟲以增強活絡之功。諸藥合用，使經絡氣血暢通，達活絡止痛目的。

【注意】皮膚有破損及患化膿性皮膚病者忌用。

【療效】治骨性關節炎四十四例，有效率爲九六・四%。創傷性關節炎有效率爲九六・三%，小關節紊亂症有效率爲八三・三%。

【來源】《雲南中醫雜誌》一九九〇年第二期。

葛丹靈仙湯

【組成】葛根四十克　丹參　靈仙　防風　荆芥　桑枝　桂枝　五加皮　當歸各三十克。

【用法】將上藥倒入盆中，加水三千ml，稍浸漬後煮沸十五分鐘。用毛巾蘸藥水趁熱洗敷頸肩部，洗後擦乾。一劑藥洗三天，一日二次，每次洗三十分鐘。

【功效】舒筋活血，通絡止痛。

【主治】頸椎病。

【加減】麻木甚者，加細辛十五克、川椒三十克。疼痛甚者，加乳香十五克、白芷三十克。

【方解】葛根舒筋止痛，治項背強幾幾。丹參、當歸、活血通絡。威靈仙、桂枝溫筋散寒，行氣通絡。防風、荊芥祛風濕除痹痛。桑枝祛風通絡，利關節。諸藥合用，則舒筋活血，通絡止痛。

【療效】 治療頸椎病四十例，治癒率爲六十%，好轉率爲三十%，總有效率爲九十%。

【來源】《遼寧中醫雜誌》一九九〇年第四期。

骨贅洗劑

【組成】 陳醋五百ml　川椒二十五克　生山楂二十五克　五味子二十五克　赤芍十五克　紅花十五克　生川烏十克　生草烏十克　甘遂十克　芫花十克　透骨草二十克　蒼朮二十克。

【用法】 上藥（除陳醋外）用紗布包裹，放入一·五公斤水中浸泡二十分鐘，再煮沸約二十五分鐘，納入陳醋。待藥液溫度降至患部皮膚能耐受的溫度時，用布蘸藥液洗敷，並搓揉患處。每次四十五分鐘，每天洗二次，每次洗畢，做肢體關節屈伸、旋轉、蹲起、蹬空等關節功能活動約十分鐘。

【功效】 軟堅散結，祛瘀止痛，舒筋活絡，除濕散寒。

【主治】 頸椎、腰椎、膝關節、足跟等部位骨質增生。

【方解】 方中重用陳醋、生山楂、五味子，取其酸斂軟堅之性，活血通絡、祛瘀止痛。赤芍、紅花、生川烏、生草烏活血通絡，祛瘀止痛。用甘遂、芫花消腫散結、清消骨贅。川椒、透骨草辛竄通經絡，使諸藥達病所。配川烏、草烏、蒼朮散寒除濕。

【來源】《北京中醫學院學報》一九九〇年第四期。

骨刺浸劑

【組成】 地鱉蟲四十克　五靈脂、日芥子、制川烏、三棱各三十克　威靈仙、楮實子、馬鞭草、蘇木、海帶、皂角刺、蒲公英、延胡索、漢防己各六十克　食醋一〇〇〇ml　鮮葱一〇〇克。

【用法】 先將中藥加水二倍，用旺火煮沸後，再煮三~五分鐘即可。鮮葱連根洗淨，折斷放入腳盆內，然後倒進食醋一〇〇〇ml（約一百五十克左右），再將煎好的藥汁連藥渣一起倒進有醋葱的腳盆內。趁藥溫熱時，把患足腳跟放進藥液內浸泡半小時至一小時以上，浸後揩乾。一日浸泡二次。繼續浸用時，可將藥液再煎煮後用，每包藥浸二天，更換新藥時，按上法浸泡。

藥液不宜太熱，除跟骨部位外的骨質增生，可用多層紗布或毛巾浸濕熱敷，一日二次。

【功效】 軟堅散瘀，消炎止痛。

【主治】 跟骨骨刺、跟部筋膜炎、跟腱炎，以及其它部位骨質增生症。

【方解】 方中地鱉蟲、五靈脂、蘇木、三棱、馬鞭草活血祛瘀，通經活絡，促進局部血液循環，有利於因骨刺所致之炎症吸收消退及損傷組織的修復。海帶味鹹入腎，消炎化痰，軟堅散結。三棱與海帶配伍，則軟結散滯祛瘀作用更強。白芥子溫經通絡、消腫、化瘀、止痛、散結。威靈仙、防己、草烏通經除痹，溫經逐寒濕。威靈仙行十二經之氣，爲治骨質增生之要藥。蒲公英清熱消炎，促進局部炎症消退吸收。皂角刺辛散溫通。消腫止痛。楮實子則可滋腎、養肝、治腰膝酸軟等症。醋能通經活血，軟堅，軟化骨刺。葱則通經活血，通陽化氣，散寒解肌，開肌腠，增強皮膚對藥物的吸收作用。諸藥合用則軟堅散結，消炎止痛。

【注意】 孕婦禁用。

【療效】 治療跟骨刺三十三例，診治一次不痛者十三例，診治二～四次不痛者五例。診治一～六次後複查有進步者十例，診治無進步者五例。診治前後X線照片對照，原爲跟骨致密質骨刺，或跟後結節上骨質增生，先行密度降低，呈軟化疏鬆網狀結構，使範圍縮小到吸收。跟骨後結節上毛刺，可直接吸收消失。跟後間皮質，原爲較深的分離陰影，能直接吸收變爲致密質影象。

【來源】《新中醫》一九八四年第十期。

透骨草洗劑

【組成】 透骨草五十克　全蟲十五克　蜈蚣十克　桂枝十克　虎仗三十克　紅花十克　沒藥十克。

【用法】 上藥加水一千五百ml浸泡一小時，用武火煎開二十分鐘。撈出藥渣後，將患部放在藥湯上趁熱熏洗，以汗出爲度。然後用毛巾蘸藥液敷患處，再將患處放於溫熱藥水中浸泡三十分鐘。每晚睡前治療一次，每劑藥用五次，十次爲一療程。

【功效】 通經活絡，袪痹止痛。

【主治】 各種骨質增生症。

【方解】 方中透骨草袪風濕通經路，止痹痛。治風濕痹痛、四肢拘攣、腰膝疼痛症。桂枝溫經通脈，治寒邪凝滯、經脈不通之風寒濕痹、骨節疼痛。虎仗可活血行瘀，清熱利濕，治風濕關節疼痛等證。紅花袪瘀消腫止痛，沒藥行氣活血止痛。全蟲通痹止痛。蜈蚣通絡止痛。全蟲與蜈蚣均辛溫走竄，善走經絡，搜剔風邪，有良好的通絡止痛作用，多用於風濕頑痹。諸藥合用，則通經活絡，袪痹止痛，乘熱熏洗，利用熱力作用，促進藥液向組織的滲透，以增強療效。

【療效】治療骨質增生症六十一例，顯效三十九例，有效二十一例，無效一例。

【來源】《遼寧中醫雜誌》一九八九年第十二期。

伸透湯

【組成】伸筋草五十克　透骨草四十克　卷柏四十克　當歸三十克　木瓜三十克　乳香三十克　沒藥二十克　生地三十克　熟地三十克　川黃柏十五克　蒼朮十克　雞血藤三十克　川烏十五克　草烏十五克　食醋五百ml。

【用法】上藥加水三千ml，待煎至二千ml後，將食醋倒入鍋內同煎。煎數分鐘後，把藥液濾入盆內。先將患足跟放在盆上熱熏，待藥液稍涼不至燙傷皮膚時，即可把足跟放在盆內浸洗。每次熏洗時間約四十分鐘，每日熏洗二~三次，每劑藥熏洗二天。

【功效】健骨強筋、活血化瘀，搜風透骨，除濕消腫。

【主治】跟骨刺。

【方解】方中重用生地、熟地以強壯筋骨。大劑量地選用伸筋草、透骨草、卷柏以舒筋通絡，搜風透骨。當歸、雞血藤補血活血。乳香、沒藥消腫，舒筋止痛，爲傷科要藥。川烏、草烏搜風通絡，鎮痛散瘀效果尤佳。黃柏配蒼朮可治濕熱下注下肢腫痛，痿軟無力。木瓜療濕痹，利筋朋，能治筋軟足痿。食醋酸苦，可散瘀軟堅，而且能助諸藥發揮藥效。

【來源】《遼寧中醫雜誌》一九九〇年第八期。

跟痛癒

【組成】麻黃、制川烏、制草烏、制乳香、制沒藥、地龍、赤芍、白芍各十克 紅藤三十克 延胡索十克 桂枝十五克 紫丹參十五克。

【用法】上藥一劑，加水三千ml。濃煎至一千五百ml左右，先把一半藥液倒入面盆內。待藥液溫度稍降，即將患足浸入面盆中，同時用藥渣擦洗患部。浸數分鐘後，再把剩下的藥液分次倒入面盆繼續浸泡。使藥液保持一定溫度，在藥液尚有餘熱時結束浸洗。用毛巾擦乾患足後，立即穿上鞋襪。每天浸洗二次，一劑藥用二天（夏季每天一劑）。十天為一療程，療程長短因患者而異。

【功效】溫經通絡，活血行氣，祛痹止痛。

【主治】足跟痛，如跟骨骨質增生症，足跟部外傷等所致足跟痛。

【加減】跟骨骨刺所致跟痛者，加尋骨風、透骨草各十五克。外傷所致足跟痛者，在損傷二週後局部無紅、腫、熱，而僅有疼痛則加桃仁十克、紅花六克 忍冬藤十五克。寒濕所致足跟痛者，加附子、乾薑、細辛各十克、苡仁十五克。

【方解】 麻黃辛溫開腠通絡，溫散寒邪，可治風濕痹痛。紅藤舒筋活絡止痛，用於風寒濕痹，筋骨疼痛，跌打損傷等症。同時紅藤可活血散血，促進局部炎症的消散吸收。川烏、草烏溫經散寒，搜風通絡，而又祛瘀鎮痛，善止寒濕痹痛。桂枝溫通經脈，除寒凝之肢節疼痛。乳香、沒藥行氣活血，散瘀止痛。赤芍活血止血，白芍養血斂陰，柔肝止痛。兩者一收一斂，相得益彰，地龍通經，玄胡、丹參活血行氣止痛。

【療效】 治足跟痛七十八例，有效率爲九四・八%。顯效率爲七六・九二%。其中有跟骨刺者四十六例，治癒十例，顯效二十三例，好轉十例，有效率爲九三・四八%。

【來源】《江蘇中醫》一九八八年第九期。

溫經活血洗方

【組成】 透骨草、路路通、雞血藤、尋骨風各三十克 三棱、蒼朮、獨活各二十克 細辛、生川烏、生草烏各十五克。

【用法】 將上藥裝入紗布袋內，置水中煮沸三十分鐘後倒入盆中。患足置入藥液蒸氣上，上遮布巾。以藥蒸氣熏患部。待藥液溫度約攝氏五十度時，患足置於盆中浸洗，並用手不停地搓揉約三十分鐘。每日熏洗二次，每劑藥用二天。

【功效】溫經活血止痛。

【主治】跟骨骨刺、跟骨結節滑囊炎、跟部脂肪墊炎、跖腱膜炎等致足跟痛症。

【方解】透骨草、路路通、制川烏、制草烏、細辛、三棱等溫經通絡，祛風除濕，活血止痛。可擴張局部血管，促進血液循環，使藥直達病所。通過改善局部血液循環，促進局部血液流通，使炎症水腫盡快吸收消散。

【療效】使用本方熏洗的同時，配合內服益腎定痛湯治跟痛症六十七例，痊癒三十一例，顯效十二例，無效三例，總有效率爲九三．四八%。

【來源】《江蘇中醫》一九八八年第十期。

羌獨二烏湯

【組成】羌活、獨活、制川烏、制草烏、蘇木、威靈仙、秦艽、防風、桂枝、木瓜、伸筋草、艾葉、松節、透骨草各一〇〇克。

【用法】先在蒸浴箱內加熱水約二十公斤，然後將上藥放入箱內。接通電源，調節恆溫器。待浴罩內溫度上升至攝氏三十八度～四十五度後，令患者仰臥在蒸浴椅上，放下浴罩，頭露在浴罩外。每次蒸浴二十～三十分鐘。一日一次，十天爲一療程，休息二～三天後可繼續蒸浴。

【功效】 祛風除濕，溫經散寒，活血舒筋，通利關節。

【主治】 骨質增生症，關節僵直，風寒濕痹，麻木癱瘓等。

【方解】 羌活可祛風濕，散寒解表，止痛，治風寒濕痹，侵襲機體所致之肢節疼痛，尤多用於上半身疼痛。獨活祛風勝濕止痛，治風寒濕痹、腰膝酸重疼痛，爲治風濕痹痛之常用藥，尤宜於下半身之疼痛。二者配伍，一上一下，相輔相成，治周身之風寒濕痹。威靈仙善於通行經絡，祛風除濕之力較強，治風濕痹痛，肢體麻木，筋脈拘攣、關節屈伸不利。秦艽祛風除濕，治肢節疼痛，筋脈拘攣。防風祛風除痹；木瓜舒筋活絡，且能除濕。伸筋草、透骨草祛風除濕，舒筋活絡。諸藥相伍，治風濕痹痛，筋脈拘攣。松節治筋骨關節疼痛，利關節屈伸。桂枝、艾葉溫經通絡，散寒止痛。制川烏、制草烏搜風剔邪，溫經止痛，祛風除濕，活血通絡，而且具有很強的麻醉止痛作用。配伍桂枝、艾葉、威靈仙等，則溫經活血止痛之效更強。蘇木活血祛瘀，通絡止痛。

【療效】 治療骨質增生等所致腰腿痛五十九例，痊癒十四例，顯效二十五例，有效十六例，無效四例，總有效率爲九三・二%。治療時間最短三天，最長者二十天，一般治療八～十五天即可見效。

【來源】《湖北中醫雜誌》一九八七年第一期。

熏洗方

【組成】透骨草十二克　紅花六克　五加皮九克　白芷六克　川芎九克　海桐皮九克　雞血藤九克　赤芍九克　伸筋草六克。

【用法】上藥放入鍋內，加滿水煮沸，先熏後洗。待藥液溫熱時泡洗足跟部，藥液冷不宜再泡，熏洗浸泡時須防止燙傷皮膚。每天一～二次，每次十～十五分鐘。

【功效】祛風驅濕，舒筋活絡。

【主治】跟骨骨質增生、勞損、腎虛、濕熱等所致足跟痛。

【方解】本方以透骨草、五加皮、海桐皮、雞血藤、伸筋草祛風除濕，通經活絡。五加皮尚能強筋壯骨；海桐皮善治下身風濕痹痛、腰膝疼痛、腳氣拘攣。雞血藤活血補血，可增強紅花，赤芍活血祛瘀之功。川芎行血中之氣，並有止痛之效，用於風濕痹痛。除止痛外，尚有活血通痹的作用。川芎所含川芎嗪有擴張血管，改善微循環等作用。白芷能散結消腫，促進局部炎症腫脹的消退，從而消除疼痛。

【療效】治療一〇二例老年跟痛症，其中有八十五例有跟骨刺形成，治療有效率爲九二％。

【來源】《醫學資料選編》，武漢市第四醫院　一九八三年。

洗劑驗方

【組成】木瓜二十克　海桐皮二十克　靈仙十五克　續斷十五克　透骨草十五克　當歸十二克　木鱉十二克　乳香十二克　沒藥十二克　伸筋草十二克　紅花十二克。

【用法】上述諸藥混合，以水半盆浸之。約二十分鐘後，微火加熱至沸爲度。先用毛巾熱敷，待藥液冷卻至患者能接受的溫度時，將足放入藥液中浸泡約四十分鐘。一日浸泡二次，早晚各一次。一劑藥可浸泡三天，泡洗後進行局部按摩或囑患者自行按摩十五~二十分鐘。

【功效】舒筋活血，除痹止痛。

【主治】足跟疼痛症。

【方解】本方由大量舒筋活絡、祛風除濕、活血止痛藥物所組成。將藥物煎液進行熏洗浸泡，一方面使藥物直達病所，另一方面借助熱力，促進毛細血管擴張，加速血液循環，促使孔竅開合，使藥物吸收加速，增強療效。

【療效】治療跟痛症三十四例，痊癒二十六例，顯效六例，有效一例，無效一例，總有效率爲九七%。

【來源】《骨傷科通訊》一九八八年第二期。

跟痛靈湯

【組成】大黃、黃柏、威靈仙、獨活、牛膝、透骨草各三十克　芒硝五十克　山西陳醋或保寧醋二百五十克。

【用法】將上述前六味藥物用紗布包好，加冷水約三千ml，煎開三十分鐘後取出藥包，把藥液倒入盆內，加入芒硝、醋攪勻。熏洗時先以熱氣熏蒸，並用毛巾蘸藥水交替熱敷痛處，待水溫降至攝氏五十~六十度時，將患足浸入盆內浸先，水溫下降可加溫再洗。每次洗約一小時，每日一~二次。次日熏洗仍用原藥液加熱，冬天一劑藥可熏洗五~六天，春秋可熏洗三~四天，夏天熏洗二天。

【功效】活血祛瘀，軟堅散結，除濕通絡，消炎退腫。

【主治】跟骨骨質增生等所致跟痛症。

【方解】足跟疼痛症多見於中老年人，是臨床常見的疾病。引起足跟疼痛的原因雖多，但跟骨骨質增生是常見原因之一。由於增生的骨質刺激或壓迫，引起局部組織的充血與腫脹，經脈瘀阻，無菌性炎症而疼痛。故治療以活血祛瘀、軟堅散結、除濕通痹、消炎退腫爲大法。方中大黃能逐瘀活血，調血脈、利關節，消炎止痛。黃柏除濕通痹，消炎止痛。威靈仙、獨活、透骨草通絡除痹，治一切風濕疼痛。牛膝活血袪瘀，通利關節。芒硝軟堅散結；醋能活血散瘀軟堅。諸藥煎湯熏洗，借助熱力可開腠理，促進局部血液循環，加速對藥液吸收，使藥力直接作用於局部，故收效快捷。

【療效】 治療跟痛症八十三例，治癒六十七例，占八十·七%，顯效十二例，占十四·五%，好轉四例，占四·八%。

【來源】《中國骨傷》一九九一年第二期。

紅艾酊洗劑

【組成】 西紅花（或杜紅花）一份　蘄艾葉二份　伽南香（或山奈）二份　生川烏二份　生草烏二份　乳香四份　冰片（或樟腦）一份。

【製法】 上藥製成酊劑備用。

【用法】 取藥酊二十ml加開水約二千ml，盛臉盆中，趁熱先熏後洗。浸泡時水溫以足能浸下爲度。另取一個五百ml的鹽水瓶，內裝開水，塞好皮塞，地上放一塊毛巾。將鹽水瓶橫倒在毛巾上，患足用藥汁浸泡四～五分鐘後，踩在鹽水瓶上來回滾一～二分鐘。再浸熱水三～四分鐘，然後再踩熱水瓶滾動一～二分鐘。這樣反覆來回約三十分鐘，每天進行二次。

【功效】　溫經通絡止痛。

【主治】　跟骨骨質增生症。

【方解】　紅花、乳香活血祛瘀，通經活絡。生川烏、生草烏溫經散寒。伽南香行氣止痛，艾葉祛風濕經。冰片芳香通閉，消腫止痛。浸泡後踩熱水瓶滾，乃足部的溫熱按摩，可通足跟病變部局部的鬱閉之氣，消壅聚之腫，促使經絡氣血的流通，加速血液循環，可使疼痛緩解、消失。

【療效】　治療三十七例，痊癒三十五例，有效二例，總有效爲一〇〇%。

【來源】　《中醫骨傷科雜誌》一九八七年第三期。

熱敷外洗方

【組成】　葛根、川牛膝、川椒、川羌活、透骨草、蒼朮、丹參、細辛、生川烏、生草烏、艾葉各三十克　米醋二百五十克。

【用法】　將上藥除米醋外用紗布包裹，放鍋內涼水浸泡二十～三十分鐘後，煮沸約三十分鐘。然後將藥液倒入盆內加醋，先用兩塊小方巾蘸藥液交替熱敷痛處。待水溫降至攝氏四十度時，將患足浸入盆內或用藥水洗患膝，並不停揉搓患處。如水溫下降可加溫再浸洗。每次洗一小時左右。每天一次，每劑藥洗三天。要注意，在熱敷時，不要燙傷皮膚。

【功效】活血化瘀，溫經止痛。

【主治】增生性膝關節炎、跟骨疼痛。

【方解】本方選用的藥物有活血化瘀、溫經通絡、祛風濕、治痹痛的作用。通則不痛，經絡疏通，則疼痛可除。熱敷外洗，可產生局部充血和紅細胞浸潤等生理性防禦反應，促進氣血流通，改善局部的血液循環，控制炎症反應，而達止痛的目的。

【療效】治療跟骨痛與膝關節增生性關節炎七十九例，隨訪六十三例，其中治癒五十二例，顯效十例，無效一例，總有效率爲九八．四%。

【來源】《中國中醫骨傷科雜誌》一九八八年第一期。

桑柴醋熏方

【組成】桑樹柴（乾或枝）五公斤（劈細、曬乾）　醋〇．五公斤。

【用法】選擇室外避風處，用火磚十塊分別按上下左右後五個方向各碼二塊，形成一個灶形。將桑柴從前面灶口放入燃燒，徐徐添柴，約四十五分鐘燒完後可見磚面發白，即用火鉗夾一塊磚放入鐵桶內（燒面朝上），將醋滴於磚上（每次滴醋約十五ml）。此時將患肢置於桶內氣體中熏蒸，將棉布蓋好，以免漏氣。每塊磚約滴醋三～五次，再換第二塊磚。一次用六～八塊磚，隔二～三天治療一次。

【功效】　通筋散瘀，軟堅消腫，利關節。

【主治】　損傷性骨化性肌炎。

【方解】　醋味酸，入肝經，可行經通絡，軟堅散結。桑柴味苦，性平入肝經，有祛風通絡，利關節的作用。二藥合用，有通筋散瘀、軟堅消腫、利關節之功效。

【注意】　在熏蒸時注意不要燙傷皮膚，治療同時配合功能鍛鍊。

【療效】　治療一百一十例，痊癒五十九例，顯效三十七例，有效十一例，無效三例，總有效率爲九七・三％。

【來源】　《中國中醫骨傷科雜誌》一九八八年第三期。

第四章　中藥離子導入方

四生湯

【組成】　生川烏、生草烏、生南星、生半夏、細辛、延胡索、川芎、當歸、防風、補骨脂、羌活、獨活、薑黃各十五克。

【製法】　上藥煎水一千五百ml，過濾後裝瓶備用，臨用時再加食醋少許，即製成中藥離子液。

【用法】　絨布浸濕藥液置病變部位接陽極，輔極15×22cm襯墊肩胛區或腹部接陰電流密度0.025×0.05mA/cm，每次二十分鐘，每日一次，十二天為一療程。

【功效】　祛風，通絡，除痹止痛。

【主治】　骨質增生症。

【方解】　川烏、草烏能溫經通絡，尤擅長逐風邪，除寒濕。並用具有很強的麻醉鎮痛作用，多用於風寒濕痹、肢體疼痛麻木之症。生用其作用更強。南星、半夏有祛風化痰之功，用於風痰滯留於經絡之手足頑痲等證。生用則化痰濕，通經絡之效果更顯著。細辛溫經祛寒，與川烏、草烏協同作用，可增強溫經通絡散寒除痹之作用。防風，羌活、獨活祛風除濕。羌活善治上半身之痹痛，獨活治下半身之痹痛。薑黃、延胡索、當歸、川芎可活血通經，除痹止痛。補骨脂強筋骨祛風濕。

【療效】治療骨質增生症六十五例，臨床治癒三十九例，好轉十五例，無變化十一例，總有效率八三・〇八%。

【來源】《貴州醫藥》一九八八年第四期。

中藥方

【組成】防己、白芷各十五克　乳香、杜仲、草烏、桃仁、羌活、川芎各二十克　秦艽十二克　浦公英、牛膝、威靈仙、乾薑各三十克。

【製法】上藥加水三千ml，溫水煎至一千八百ml，用四層紗布過濾後供離子導入用。一日治療一次，十五天爲一療程。

【功效】活血通絡，祛濕除痹，消炎止痛。

【主治】骨質增生症。

【加減】頸椎病伴高血壓者，去白芷、乾薑、加透骨草三十克。

【方解】本方防己、白芷、草烏、羌活、川芎、秦艽、威靈仙祛風濕，除痹痛。

杜仲、牛膝可強筋骨壯腰膝，亦可治風寒濕痹。乾薑溫經，助草烏以溫經散寒通絡。乳香、桃仁活血祛瘀，除經絡之瘀滯，以改善病變部位的血液循環，浦公英可清熱消炎，促進局部炎症的消退、吸收。

【療效】　治四〇四例，臨床治癒三百八十五例，顯效八例，好轉六例，無效五例，總有效率爲九九．八%。一百八十四例隨訪二～四年，不同程度復發者十六例，復發率爲八．六九%。

【來源】　《浙江中醫雜誌》一九九〇年第七期。

腰腿寧

【組成】　川續斷、桑寄生、鹿銜草、透骨草、威露仙、蘇木、懷牛膝、自然銅、生川烏、生草烏、獨活、防己各二百克　乳香一〇〇克　血竭五十克。

【用法】　上方水煎二次混合，使成爲三十%左右的煎液備離子導入用。

【功效】　調理脾胃，祛風散寒除濕，舒筋活絡，活血止痛。

【主治】　腰腿痛，如骨質增生所致之腰腿疼痛。

【方解】　續斷、桑寄生、牛膝補肝腎，強筋骨，除痹痛。蘇木、乳香、血竭、自然銅活血祛瘀，消腫止痛。獨活、防己、威靈仙、透骨草、鹿銜草祛風寒濕痹，治肢節疼痛。生川烏、生草烏溫經散寒、治寒濕痹痛。諸藥合用，則調理肝腎，祛風散寒除濕，舒筋活絡，活血止痛。

【療效】治療骨質增生症一百二十例，一百一十三例有良好的止痛或改善症狀作用，五例無效，總有效率為九七%。

【來源】《陝西中醫》一九八九年第六期。

複方中藥離子導入方

【組成】紅花　秦艽　獨活　透骨草　浦公英　川芎　當歸　伸筋草各三十克　羌活十克　威靈仙六十克　乳香　沒藥各二十五克　細辛二十克　兩面針五十克。

【製法】上藥加水二千ml，浸泡五小時後，溫火煮煎五十分鐘，用紗布濾出藥液。第二次再加一千ml，煎煮四十分鐘，濾出藥液。第二次與第一次濾出藥液混合後，再行濃縮至四百五十ml，放於冰箱內備用。

【用法】用時先將備好的藥液加溫，然後放入藥墊，再行加熱至攝氏四十度，進行離子導入。每日一次，每次二十五分鐘，十二次為一療程。

【功效】活血化瘀，祛風除濕，通絡止痛，軟堅散結。

【主治】骨質增生症。

【方解】 方中以活血祛瘀之紅花、乳香、沒藥散瘀通絡，軟堅散結，消腫止痛。當歸、川芎活血補血。使攻中有補，攻不傷正。秦艽、獨活、羌活、威靈仙、透骨草、伸筋草祛風通絡，除濕宣痹。細辛溫經散寒，使寒凝瘀滯消散。蒲公英、兩面針可清熱消炎，消腫止痛，可促使局部炎症水腫吸收。因此本方具有活血化瘀、祛風除濕，通絡止痛，軟堅散結，消炎止痛之作用。

【療效】 治療二八一七例骨質增生患者，其中頸椎增生者九百六十三例，腰椎增生者一〇六一例，其餘爲膝、跟、胸椎骨質增生和強直性脊椎炎等。治療有效率達九五%，顯效率達八五%。

【來源】 《新中醫》一九九〇年第十期。

二活乳沒湯

【組成】 羌活、獨活、葛根、白芍、威靈仙、烏梢蛇、伸筋草、海風藤各三十克 川烏、草烏、川芎、丹參、當歸、乳香、沒藥、防己、川斷、狗脊、全蝎、川牛膝各二十克 蜈蚣五克。

【用法】 常規煮煎去藥渣，取藥汁四千ml備離子導入用。每次治療二十五分鐘。一日一次，十二次爲一療程。療程間休息間隔三天，一般治三個療程。

【功效】舒筋活絡，散寒除痹。

【主治】骨關節病，如頸椎、腰椎、膝關節，足跟等骨質增生所致之骨性關節炎。

【方解】本方以羌活、獨活、威靈仙、伸筋草、海風藤、防己祛風除濕，通絡除痹，治肢節疼痛。川烏、草烏溫經散寒，宣通經絡，祛沉寒痼疾。葛根、白芍生津養陰，柔肝止痛，緩急舒筋。川芎、當歸、丹參活血通絡，且能補血。乳香、沒藥散瘀止痛，軟堅散結，消炎退腫。川斷、狗脊、牛膝補肝腎，強筋骨，除風濕痹痛。烏梢蛇、全蝎、蜈蚣善走竄搜風，以剔除經絡、筋骨之頑邪。諸藥共同作用，有補有攻，攻以治標，消除症狀，解除疼痛。補以治本，可抑制骨質增生。

【療效】治療骨性關節病二百例，總有效率爲九六%。

【來源】《北京中醫》一九九〇年第二期。

紅川酊

【組成】紅花　川芎　草烏　一支蒿。

【製法】上藥製成酊劑，供直流電導入用。

【用法】每次治療二十分鐘，每晚一次，二週爲一療程。

【功效】 活血通絡，止痛除痹。

【主治】 骨質增生症。

【方解】 紅花活血祛瘀，川芎活血行氣，祛風止痛，治風濕痹痛。與紅花配伍，使經絡瘀滯疏通，達通則不痛之目的。川芎所含川芎嗪可擴張血管，改善微循環，因此可改善病變部位的血液供給狀況和新陳代謝，有利於炎症腫脹的消退吸收。草烏溫經止痛，祛風除濕，且有較強的麻醉止痛作用，常用以治風寒濕痹，肢體麻木疼痛。一支蒿能活血止痛消腫，可治風濕痹痛。但川烏與一支蒿均有大毒，使用時要注意其毒副反應。

【療效】 治療骨質增生症一千二百六十四例，顯效率達九七·四%。

【來源】 《中醫藥信息報》一九八八年第四期。

草烏乳沒導入液

【組成】 赤芍、生草烏、川芎、當歸、生南星各一〇〇克　乳香、沒藥、白芷、羌活各八十四克　浦公英一百二十克　乾薑七十二克。

【製法】 上藥加水七千ml，浸泡二十四小時以上，文火煮沸四十～五十分鐘。濾出藥液約四千ml，置冰箱中備離子導入用。

【用法】　每次治療二十～三十分鐘，一日二次。治療六天，休息六天。一個療程三十天，間隔三個月，再接第二個療程。

【功效】　溫經散寒，活血化瘀，祛濕除痹。

【主治】　骨質增生症。

【方解】　草烏、乾薑溫經散寒。赤芍、乳香、沒藥、當歸、川芎活血化瘀。蒲公英、羌活、白芷、南星除濕通絡。

【療效】　治療骨質增生症一百六十例，經一個療程治療，顯效六十例，好轉八十六例，無效十四例，總有效率爲九一．五%。

【來源】　《安徽中醫學院學報》一九八九年第二期。

中藥複方製劑

【組成】　紅花、桂枝、白芍、骨碎補、秦艽、沒藥、透骨草、伸筋草、葛根、地龍、木瓜、丹皮各二十克。

【製法】　按常規方法水煎，濃縮藥液至四百ml，備離子導入用。

【用法】　每次治療二十五分鐘，一日一次。十天爲一療程。休息四～五天，再作第二個療程的治療。

【功效】活血通絡，祛風止痛，緩解肌肉痙攣。
【主治】椎動脈型頸椎病。
【方解】紅花、沒藥活血祛瘀，通經絡瘀滯。白芍、葛根、木瓜舒筋緩急，緩解肌筋的痙攣。桂枝、骨碎補、秦艽、透骨草、伸筋草祛風除濕，通絡止痛。地龍、丹皮清熱，通經活絡。地龍善走竄、通經絡。諸藥合用，則可活血通絡，祛風止痛，緩解肌肉痙攣。
【療效】治療椎動脈型頸椎病四十二例，痊癒十四例，顯效十六例，有效八例，無效四例，總有效率爲九十%。
【來源】《實用中西醫結合雜誌》一九八九年第六期。

醋離子導入法

【組成】陳醋若干。
【用法】先用陳醋將濾紙浸濕與電極板同時置於頸椎骨質增生部位，接陰極，然後用砂袋壓緊，防止錯位。肩部疼痛點接陽極，電量以二十~二十五mA爲宜。每次二十分鐘，一日一次，二十五天爲一療程。
【功效】疏通經絡，緩解痙攣。

【主治】神經根型頸椎病。

【方解】醋、本草稱苦酒或醋，其性酸苦，溫而無毒。功能活血消腫、通絡。可治關節痹痛。酸能軟化鈣質，故常用於治療骨質增生。

【療效】治療神經根型頸椎病一百例，治癒九十例，顯效七例，無效三例，總有效率爲九七%。

【來源】《中西醫結合雜誌》一九八九年第一期。

中藥滲透方

【組成】防風、川牛膝各十五克　乳香、沒藥、杜仲、草烏、桑寄生、桃仁、紅花　乾薑各二十克　秦艽、羌活各十二克　川芎、透骨草、靈仙各三十克　白芷十克。

【製法】將上藥加水二千ml浸泡二~四小時，溫水煎至開鍋後三十五分鐘，用紗布濾出藥液約一千五百ml，第二次加水一千ml，煎至開鍋後三十五分鐘，濾出藥液八百ml，兩煎液混合，分裝瓶內，放冰箱內備用。

【用法】用時將藥液加溫至攝氏四十度，用六十二——一型骨質增生機進行治療。每天一次，十天爲一療程。

【功效】 活血祛瘀，祛風通絡，除痹止痛。

【主治】 骨質增生症。

【加減】 伴高血壓者，去乾薑、白芷。

【方解】 本方中桃仁、紅花、乳香、沒藥、川芎活血祛瘀，通絡。草烏，乾薑溫經散寒。防風、秦艽、羌活、透骨草、靈仙、白芷祛風除濕，治肢節痹痛。牛膝、杜仲、桑寄生強筋壯骨，補肝腎，且可祛風濕疼痛。

【療效】 治療頸、腰椎骨質增生一百二十例，基本治癒一百例，顯效十二例，好轉七例，無效一例，總有效率爲九九．二％。

【來源】 《新中醫》一九八九年第八期。

乳杜滲透方

【組成】 乳香、杜仲、草烏、羌活、川芎、桃仁各二十克　秦艽十二克　川牛膝　防己　白芷各十五克　威靈仙、蒲公英、乾薑各三十克。

【製法】 上藥加水三千 ml，浸泡三小時左右，文武火交替煎八十分鐘，紗布過濾，藥液備滲透用。

【用法】 每次治療十五分鐘，每天一次，十二次爲一療程，兩療程之間間隔五天。

【功效】活血祛瘀，通經活絡，除痹止痛。

【主治】腰椎骨質增生症。

【方解】方中乳香、川芎、桃仁活血祛瘀，除經絡之壅滯，改善血液循環。羌活、秦艽、防己、白芷、靈仙祛風勝濕，除痹痛。草烏、乾薑溫經散寒，祛經絡肢節沉寒痼疾，除寒濕痹痛。杜仲、牛膝益肝腎，壯筋骨，且治風寒濕痹。蒲公英則清熱消炎，促進病變局部炎症腫脹吸收消退。

【療效】治療五十例，痊癒三十一例，好轉八例，無效十一例。

【來源】《新中醫》一九八九年第八期。

薑烏芎芷湯

【組成】乾薑八十克　草烏、赤芍、當歸各二十克　乳香、白芷、沒藥、川芎、羌活、天南星、蒲公英各十克。

【製法】將上藥放砂鍋內，加水浸泡四小時左右，文火煎二遍，每遍二十～四十分鐘，共收集藥液一千ml左右。濾淨藥物殘渣，放冰箱內備離子導入用。

【用法】用時將藥液加溫至攝氏四十度左右，每次治療二十五分鐘，每天一次，十二次爲一療程，療程間休息間隔七天，治二～三個療程即可。

【功效】溫經散寒，通絡活血，祛濕止痛。

【主治】各種骨質增生症。

【方解】乾薑、草烏溫經散寒，寒凝散則痛除。赤芍、當歸、乳香、川芎活血祛瘀，疏通經絡中之瘀滯，通則不痛。白芷、羌活祛風勝濕，治風濕痹痛，南星化痰通經，蒲公英消炎退腫。綜觀全方是以破、以散爲主。唯恐破散傷血，故以當歸、川芎活血補血。

【療效】治骨質增生症五十一例，治癒十一例，好轉七例，無效三例，總有效率爲九四．一%。

【來源】《陝西中醫》一九八六年第三期。

紅沒滲透液

【組成】防己十五克　乳香二十克　杜仲二十克　秦艽十二克　川芎二十克　牛膝十五克　桃仁二十克　沒藥六十克　紅花六十克　羌活二十克　乾薑三十克　白芷十五克　草烏二十克。

【製法】上藥加水浸泡三小時後，用文火煎，濾出藥液裝瓶內備滲透用。

【用法】　將藥液倒置在兩塊七層厚的紗布上，放患處。把骨質增生治療機正負極板放在紗布上，接通電源三十分鐘。

【功效】　祛瘀活血，溫經通絡、除痹止痛。

【主治】　骨質增生症。

【加減】　頸椎病伴高血壓者，去白芷、乾薑，加透骨草。

【方解】　方中以大劑量的祛瘀活血藥紅花、沒藥、乳香、桃仁、川芎祛經脈中之瘀滯。因久病多瘀，不攻逐經絡中之瘀滯則難以疏通經脈，改善病變部位的血液循環。所以方中不但活血祛瘀藥多，而且劑量也大，目的在於加強逐瘀通經之功效。乾薑、烏藥溫經散寒，祛經絡中寒凝固疾，亦有助於活血通經。因血得寒則凝，得熱則行。防己、杜仲、秦艽、牛膝、羌活、白芷祛風除濕，通絡止痛。而杜仲尚能強壯筋骨，治腰腿疼痛。故本方可祛瘀活血，溫經通絡，除痹止痛。

【療效】　治療骨質增生症一百例，治癒五十例，顯效四十例，好轉九例，無效一例，總有效率為九九%。

【來源】　《河北中醫》一九八八年第五期。

二芍湯

【組成】 赤芍二十克 白芍四十五克 草烏十克 天南星十克 紅花十克 羌活十克 乳香十克 沒藥十克 當歸十克 乾薑十克 銀花二十克。

【製法】 上藥加入玻璃燒瓶內，加水一千五百ml，浸泡二小時。用溫火煎二次，濃縮煎液至五百ml，用四層妙布過濾，裝入玻璃瓶內放入冰箱備離子導入用。

【用法】 用時將藥液加溫至攝氏四十度，根據患者病變部位增減藥量，每人每次用十五~三十ml，每日一次，每次二十五分鐘。十二次爲一療程，療程之間間隔五天。

【功效】 活血通絡，散寒除痹，舒筋止痛。

【主治】 骨質增生症（頸椎、腰椎、膝關節、跟骨等處骨質增生）、神經根型頸椎病，退行性膝、肘關節炎等。

【方解】 赤芍、紅花、乳香、沒藥、當歸活血祛瘀，疏通血脈。白芍柔肝舒筋、緩急止痛，方中重用白芍，意在緩急，緩解肌筋痙攣，舒筋止痛。草烏、乾薑、南星溫經散寒，解筋脈之寒凝疼痛。南星能化痰濕，治痰濕凝滯於經脈所致之手足頑痲痹痛。羌活祛風除濕，銀花清熱消炎，治局部因骨刺激所致之炎症，促使炎症水腫的消退吸收。

【注意】　嚴重高血壓、心臟病、結核、血液病、肝炎、癌症、腫瘤等患者禁用。

【療效】　治療骨質增生症一百例，治癒五十八例，顯效三十一例，有效七例，無效四例，總有效率爲九六％。

【來源】　《河北中醫》一九八四年第四期。

當伸通藥膜

【組成】　當歸、伸筋草、路路通、防風、白芷、三七丹參、乳香、雪上一枝蓮等。

【製法】　將上藥製成藥膜備用。

【用法】　暴露患部，貼加溫藥膜於局部，加熱布囊攝氏六十度，裝鋁板，接正電柱導線後，將其放在藥膜上。另一布囊加熱裝鋁板，接負極電柱放於距正柱十～二十公分痛點擴散部。然後鋪防水薄膜，加壓砂袋，蓋浴巾，接通電源，啓動電流控制鈕。每次治療三十分鐘，每天一～二次，七～十天爲一療程。

【功效】　養血活血，行氣通絡，袪風止痛。

【主治】　增生性骨關節炎。

【方解】 當歸、丹參活血養血，配乳香以增強活血之功，且能祛經絡中之瘀阻。三七不但活血祛瘀，且可消腫止痛，配乳香以增強散瘀消腫止痛之效。乳香尚能行血中之氣，善治氣血凝滯之疼痛，達行氣通絡之目的。伸筋草、路路通、防風、白芷祛風通絡，除濕止痹痛。雪上一枝蓮可活血止痛。諸藥合用，則養血活血、行氣通絡，祛風止痛，抑制骨質增生。

【療效】 治療增生性骨關節炎症四百五十七例，治癒一百八十一例，顯效一百五十四例，好轉一〇一例，無效二十一例，總有效率爲九五・六%。

【來源】 《河南中醫》一九八九年第二期。

治骨酊

【組成】 四方木皮五百克　戰骨五百克　紅花一〇〇克。

【製法】 上藥用六十～七十%的乙醇三千ml，浸泡十五天後，去藥渣過濾，取藥液備用。

【用法】 根據患者病變部位大小，採用十～二十公分見方的紗布三～四層，浸透治骨酊藥液後平放於患處，然後用紅外線燈照射。一次照射二十～三十分鐘，每天一次，十次爲一療程。

【功效】活血化瘀，通經活絡，祛風除濕，消腫止痛。
【主治】骨質增生綜合徵。
【方解】四方木有祛風除濕，消腫止痛之功。戰骨有散瘀活血，祛風止痛，強腱健骨之效。而紅花可活血通經，散瘀止痛，酒可加速血液循行，藥借酒勢以及紅外線的熱作用，能快速滲透組織，進入病變部位，更好地發揮藥效。
【注意】治療時，紅外線照射熱度要適宜，以稍熱爲度，不要過熱，以免燙傷局部皮膚。
【療效】治療一〇九五例，臨床治癒三百九十七例，顯效三百七十八例，有效二百七十三例，無效三十八例，總有效率爲九五·七%。
【來源】《中醫骨傷科雜誌》一九八七年第二期。

木瓜白芍湯

【組成】木瓜、白芍、甘草、牛膝、威靈仙、冰片。
【製法】上藥放入溶器中將水和藥一起加入至八百ml，煮沸約四十分鐘後，澄出藥液二百ml。然後煮第二煎澄出藥液二百ml，再將二次的藥液加入一起濃縮至二百ml；將研爲碎末的冰片放入藥液中攪拌均勻即可。

【用法】治療時提出上述藥液十ml，放入直流電的陰極一端，進行導入，電流量一般爲十~三十mA，主要以患者感覺治療局部有小針刺感爲宜。治療時間每次二十分鐘，三十次爲一療程。

【功效】祛風濕，舒筋活絡，補肝益腎，散熱止痛。

【主治】骨性關節炎。

【方解】木瓜、白芍舒筋緩急，解攣止痛，緩解肌筋的痙攣疼痛。白芍當可斂陰補肝。牛膝益肝腎，強筋骨，治腰膝痠軟痹痛。木瓜、牛膝、威靈仙可祛風勝濕，治肢體風濕疼痛。威靈仙可通經行氣，以疏通經絡。冰片可清熱解毒，消腫止痛，促使局部炎症水腫消退。甘草調和諸藥，且能補中。同時配伍白芍，可酸甘化陰，緩急止痛，治肢節拘攣疼痛。

【療效】治療老年性骨關節炎八十例，顯效四十七例，有效十八例，無效三例，總有效率爲九五．五%。

【來源】《中國骨傷》一九八七年第一期。

草烏芎芷湯

【組成】生草烏、赤芍、川芎、當歸、生南星各一〇〇克　乳香、沒藥、白芷、羌活各八十四克　蒲公英一百二十克　乾薑七十二克。

【製法】　上藥加水七千ml，浸泡二十四小時以上，再用文火煎沸四十～五十分鐘。濾出藥液四千ml，置冰箱內供離子導入用。

【用法】　一日二次，每次二十～三十分鐘。治療六天，休息六天。三十天爲一療程（一療程治療三十次），間隔三個月，再作第二個療程。

【功效】　溫經通絡，活血止痛。

【主治】　頸椎、腰椎、跟骨等骨質增生症，以及骨質增生伴有風濕疼痛者。

【方解】　草烏、乾薑溫經散寒，治寒濕痹痛。赤芍、乳香、沒藥、當歸、川芎活血化瘀，通絡止痛。蒲公英、羌活、白芷、南星除濕通絡，治風濕痹痛。

【療效】　治療骨質增生症一百六十例，治一個療程顯效六十例，好轉八十六例，無效十四例，總有效率爲九一．二五%。

【來源】　《安徽中醫學院學報》一九八九年第二期。

醋川淫透入液

【組成】　川芎、淫羊藿各五百克　陳醋適量。

【製法】　將川芎、淫羊藿加水五千ml，煎至一千ml。過濾後濃縮至五百ml，備用。

【用法】　臨用時，取陳醋七十～八十ml，加入上述中藥液二十～三十ml攪勻後，即成醋川淫透入液。根據病變治療部位，選擇大小適合的電極板和襯墊。用相同大小的白絨布浸入上述藥液中，撈出放在濕的襯墊上。於病變相應皮膚接陰極（非作用極較作用極稍大），攤陽極於作用極，並置或對置。電流量〇．〇五～〇．一mA／cm²。每天治療一次，每次二十分鐘。十二～二十次爲一療程，療程間間隔七天後，再作第二個療程。

【功效】　活血化瘀，散寒祛濕。

【主治】　骨關節病（頸椎、腰椎、胸椎、膝關節、跟骨等骨質增生所致的骨關節病）。

【方解】　川芎活血化瘀，行血通絡，消腫止痛，祛風除痹，治療風寒濕痹，頭身疼痛以及痹症日久，氣血運行不利，瘀滯疼痛麻木者。淫羊藿補腎壯陽，爲溫補命門之要藥，治腎陽不足，腎虛腰膝酸軟之症；亦可祛風通痹，祛寒除濕，用於風寒濕痹、四肢麻木或筋骨拘攣等症。藥理研究證明，川芎與淫羊藿均有擴張周圍血管的作用，有利於血液循環。醋能調氣血，有活血化瘀，軟堅散結作用。直流電導人可使藥力直達病所，並能維持局部藥液的高濃度，而且作用時間長，有利於病變組織修復。從而消除或緩解症狀，達治療目的。

【療效】　治療骨質增生症一〇二五例，顯效五百二十三例，有效四百八十五例，無效十九例，總有效率爲九一・六%。

【來源】　《山西中醫》一九九一年第一期。

電離子導入方

【組成】　川芎十五克　赤芍二十克　炙南星二十克　蒲公英二十克　炙川烏二十克　炙草烏二十克　威靈仙六十克　羌活二十克　川牛膝十五克　漢防己十克　伸筋草三十克　元胡三十克　白芷三十克　透骨草三十克　當歸三十克　紅花二十克　炙乳香二十克（另包）　炙沒藥二十克（另包）　細辛二十克　花椒十五克　秦艽三十克　獨活二十克　桂枝十五克　青風藤三十克　生馬錢子十五克　石楠藤二十克。

【製法】　將上藥用冷水浸泡五十分鐘後，以文火煎熬。煮沸後加入炙乳香、炙沒藥，再煮熬片刻。過濾去渣，濃縮至七百五十ml備用。

【用法】　把10×15公分大小的藥墊浸泡在加溫的上述藥液中，然後將藥墊置於治療部位，再放7×10公分的電極板。非作用極（負極）用生理鹽水浸濕，電極外覆蓋一層人造革布，再用砂袋、綳帶加固。電流控制在五～十五ｍＡ內。每天治療二十～二十五分鐘，十二次爲一療程，療程間間隔四～七天。

【功效】 通經活絡，除痹止痛。

【主治】 骨質增生症。

【方解】 方中南星，川烏、草烏、威靈仙、羌活、伸筋草、白芷、透骨草、細辛、花椒、秦艽、獨活、桂枝、防風、青風藤、馬錢子、石楠藤可溫經散寒，袪風除濕，通經活絡，治風寒濕痹，袪除骨質增生疼痛發生之誘因。川芎、赤芍、元胡、當歸、紅花、乳香、沒藥、牛膝活血通絡、袪瘀散結、瘀滯袪則經絡通，通則不痛。故骨質增生症所致之局部瘀滯可袪，使疼痛的局部因素得以解除，故可緩解疼痛。諸藥合用則有通經活絡，除痹止痛之效。

【療效】 治療骨質增生症一百四十五例，痊癒五十九例，顯效七十六例，無效十例，總有效率爲九三·一％。

【來源】《江西中醫藥》一九九一年第三期。

中藥離子導入方

【組成】 赤芍、生草烏、川芎、當歸、生南星各一〇〇克　乳香　沒藥　白芷　羌活各八十四克　蒲公英一百二十克　乾薑七十二克。

【製法】 將上藥加水七千ml，浸泡二十四小時以上，再用文火煎沸後四十～五十分鐘，濾出藥液四千ml，置冰箱中備用。

【用法】 上述中藥液電離子導入，每天治療二次，每次二十～三十分鐘。三十六次爲一療程。治療六天，休息六天。一個療程後需間隔三個月，再進行下一個療程的治療。

【功效】 活血通絡，散寒除痹。

【主治】 骨質增生症。

【方解】 骨質增生症因風寒濕侵襲而誘發疼痛，故用生草烏、白芷，羌活、乾薑溫散經絡之寒濕，祛風除痹止痛。白芷、羌活可表散風寒。乾薑可祛裡之沉寒痼疾。四藥合用，使表裡寒濕均可溫散。骨質增生可使局部組織受壓，經絡血脈瘀滯而致痛。所以用赤芍、當歸、川芎、乳香、沒藥活血、祛瘀，行滯，通絡活絡，改善病變部位的血液循環，抑制增生的發展。由於骨質增生物的刺激，局部組織滲出、水腫，產生類似炎症性改變。因此用蒲公英消炎止痛，促進滲出物吸收，水腫消退，使疼痛解除。

【療效】 治療骨質增生症一百六十例，顯效六十例，好轉八十六例，無效十四例，總有效率爲九一·五%。

【來源】《上海中醫雜誌》一九九一年第四期。

強骨舒筋液

【組成】烏梢蛇十克　烏梅、木瓜、威靈仙、透骨草、鹿銜草各三十克　骨碎補、雞血藤各十五克。

【製法】將烏梢蛇用白酒一〇〇ml浸泡十天備用。其餘各藥加水約七百五十ml，煎煮三十分鐘，濾取藥液約五百ml。把烏梢蛇酒兌入濾液中密閉待用。

【用法】取紗布墊二塊，以上述藥液二十ml浸透後敷貼患處，將骨質增生治療機正負極板放在紗墊上，固定好，開機進行中藥離子導入。每天治療一天，每次二十分鐘。十五次為一療程，間隔五～七天。

【功效】補益肝腎，舒筋壯骨，通絡除痹。

【主治】骨質增生。

【方解】中醫認為骨質增生是肝腎虧虛、筋骨失養所致，治療則多用補益肝腎，舒筋壯骨的藥物。方中烏梢蛇搜風通絡，治諸風頑痹。烏梅可生津舒筋。《本經》說：烏梅可治肢體痛、偏枯不仁，死肌等。木瓜可舒筋活絡，祛濕通痹。用於風寒濕痹、腰膝酸痛關節不利等症。而且木瓜味酸入肝，益筋與血，強筋骨，用於腰腎腳膝無力。威靈仙通筋活絡，除痹止痛，尙有軟化魚骨的作用，治骨質增生多用此藥。鹿銜草補肝腎。祛風濕，治風濕痹痛、腎虛腰痛。骨碎補補腎，活血，祛風濕，治腎虛腰痛耳鳴，風濕痹痛，腳後跟痛。透骨草能祛風除濕，活血止痛，多用於肢體痹痛。丹參活血祛瘀，通經活絡。皂角辛散溫通，能消腫止痛，《本草綱目》認爲可治風痹死肌。諸藥合用，則可補肝益腎，舒筋壯骨，通絡除痹。離子導入用藥能使藥物有效成份直達病所，充分發揮藥效。

【療效】　治療不同部位的骨質增生三百八十六例，顯效三百七十例，有效十四例，無效二例，總有效率達九九・五%，經半年以上隨訪者三百一十例，其中療效鞏固的二百九十四例，占六十五%以上。

【來源】　《中國正骨》一九九一年第三期。

靈仙湯

【組成】　威靈仙六百克　莪朮三百克　丹參五百克　川芎二百克　草烏二百克　細辛一〇〇克。

【製法】　將上藥放砂鍋內，加水六千克左右，浸泡一小時，置火爐上先武火後文火煎一小時。過濾，藥渣再加水三千克，煎四十分鐘。過濾，兩次濾出液置鍋內文火加熱，濃縮至二百五十ml左右，瓶貯備用。

【用法】用時將適量的上述藥液倒在消毒過的絨布墊上，將其浸濕。把浸濕藥液的絨布置於治療部位的皮膚上與直流電藥物離子導入機電極板下，按機器使用的規定進行治療。

【功效】軟堅、活血、止痛。

【主治】腰椎骨質增生性腰痛，頸椎病、膝關節增生性關節炎，創傷性關節炎，坐骨神經痛、創傷後遺關節僵硬，以及肩周炎，肱骨外上髁炎，腱鞘炎等症。

【方解】方中威靈仙、莪朮軟堅散結，舒筋通絡，爲方中主藥。伍以丹參、川芎活血化瘀，通利血脈。四藥合用，相輔相成，使堅結之瘀血得以消散，經絡血脈得以通暢，『通則不痛』，從而達治療目的。此外，草烏、細辛可表面麻醉止痛。故全方以軟堅活血舒筋通絡，以治其本，表面麻醉以治其標，標本兼顧，收效較好。

【來源】《中國中醫骨傷科百家方技精華》，中國中醫藥出版社出版　一九九〇年十二月。

加減勝濕湯

【組成】羌活三十克　獨活三十克　桂枝三十克　荆芥三十克　防風十五克

透骨草十五克　秦艽十五克　威靈仙十五克　乾薑十五克　細辛五克　白芥子十五克
天南星十五克　川烏三十克　草烏三十克　防己三十克　薏苡仁三十克　青風藤十克　海風藤十克。

【製法】上藥加水一千ml，煮沸二十分鐘用紗布濾出五百ml藥液後。再加水三千ml，煎煮一小時，用紗布濾取一千五百ml藥液，兩次藥液混合備用。

【用法】用GE—ⅠA型骨質增生治療機，將8×12㎠的兩塊藥物熱，放入藥液中浸泡後，一塊放在骨質增生部位，另一塊放在痛點擴散部。上加6×10㎠的鉛板，再加砂袋壓緊。增生部位取正極，痛點擴散部取負極。每次治療時間爲三十分鐘，一日一次，十次爲一療程。

【功效】祛風散寒，除濕止痛。

【主治】骨質增生症，屬於風寒濕者。

【方解】骨質增生症屬於風寒濕者，乃風濕之邪侵襲肌膚筋骨，致肢體痲木痹痛，陰雨天症狀加重。因此以羌活、獨活、荆芥、防風、秦艽、透骨草、薏苡仁、防己、青風藤、海風藤祛風勝濕，止痛。諸藥均有辛散的作用，可令在表之邪，從汗而出，邪散痛止。桂枝、乾薑、細辛、川烏、草烏乃辛熱之品，可溫經散寒，祛沉寒痼疾，可使在裡之寒邪，溫散而痛除。白芥子、天南星可祛經絡之壅聚。威靈仙通經絡，除痹痛。經絡通則氣血行，內外表裡之邪得以消散溫化，故肢體麻木疼痛可除。

【療效】治療三十九例，有效率爲一〇〇%。

【來源】《山東中醫雜誌》一九九〇年第四期。

加減身痛逐瘀湯

【組成】丹參三十克　當歸、川芎、赤芍、桃仁各十五克　紅花二十克　雞血藤三十克　黃芪三十克　蟅蟲十五克　乳香、沒藥、延胡索各十五克　靈脂、薑黃、蘇木各十克　木香、白芥子各十五克。

【製法】上藥加水一千ml煎沸二十分鐘，用紗布濾出藥液五百ml後，再加水三千ml，煎一小時後用紗布濾取藥液一千五百ml，兩次藥液混合後備用。

【用法】用CE－IA型骨質增生治療機，將8×12㎠的兩塊藥塊墊放在藥液中浸濕後，一塊放在骨質增生部位，另一塊放在痛點擴散部上加6×10㎠的鉛塊，再加砂袋壓緊。增生部位取正極，痛點擴散部取負極。治療時間爲三十分鐘，每日一次，十次爲一療程。

【功效】理氣活血，通絡止痛。

【主治】骨質增生屬於氣滯血瘀者。

【方解】　骨質增生可使局部組織產生炎症性滲出，組織水腫、充血，使經絡血脈瘀阻。氣滯而血不流暢導致肢體疼痛，痲木。治療必須行氣血，化瘀滯，使經絡通，通則不痛。故本方由行氣活血，化瘀通絡的藥物所組成。恐瘀滯日久，一般藥物難化除，所以選用了蟅蟲搜瘀剔邪。因爲氣爲血帥，氣行則血行，故選用了黃芪，益氣行血，推動加速活血化瘀的進行。同時黃芪與當歸配伍可以補血，使其有攻有補，攻而不傷正，補血而不留邪。

【療效】　治四十一例，有效率爲一〇〇%。

【來源】　《山東中醫雜誌》一九九〇年第四期。

陳醋靈仙丹參液

【組成】　老陳醋　靈仙十五克　丹參九克。

【製法】　先將靈仙、丹參用清水浸泡十五分鐘，第一次煎時加清水約六百ml，煎三十分鐘後濾出藥液。再加清水約三百ml煎第二次，煎二十分鐘後濾出藥液。將兩次藥液混合並加熱濃縮成五百ml備用（藥液直置於冰箱中或放陰涼處保存）。

【用法】　用時取老陳醋與上述藥液十三ml，混合均勻後進行直流電離子導入。

【功效】　通經活絡，除痹止痛。

【主治】頸椎病，退行性脊椎炎，骶骼增生性關節炎、膝關節骨刺、跟骨刺等。

【方解】靈仙性溫味辛，有辛散溫通作用，既能袪風除濕，又可溫經通絡，以緩解痹痛。丹參善於活血袪瘀，袪瘀生新，消腫止痛，可治骨關節疼痛。兩藥相伍，效果尤著。陳醋借助陰極導入時，醋酸氨基酸和氯離子進入機體，可直接改變局部組織的理化環境，引起組織反應性改變而止痛。同時因滲出停止，水腫被吸收，解除了對神經的壓迫，達治療目的。

【療效】治療骨質增生症五十例，症狀消失二十二例，顯效十九例，有效九例，總有效率爲一〇〇%。

【來源】《山西醫藥雜誌》一九七九年第四期。

第五章　貼敷、熱熨方

骨刺膏

【組成】川烏、草烏、獨活、靈仙、北五加皮、赤芍、乳香、阿膠、梔子、白芷、白介子、骨碎補、防風、花椒等。

【製法】用鉛丹和植物油，按傳統方法製成膏藥。

【用法】按疼痛部位和範圍，每次外貼一～四貼，每週更換一次。

【功效】散風寒，活血散瘀，行氣，化痰濕，補腎舒筋。

【主治】各種骨質增生症，肋軟骨炎、肩周炎、扭傷等。

【方解】梔子、白芥子消腫止痛。川烏、草烏、花椒祛寒止痛，現代藥理研究證明其有麻醉作用。獨活、靈仙、白芷、防風祛風濕，通經絡，治痹痛。五加皮、骨碎補尚能祛風濕，除痹痛。阿膠補血，白芥子化經絡痰濕。赤芍、乳香活血散瘀。

【療效】治療骨質增生症六十六例，顯效十七例，有效四十例，無效九例，總有效率爲八六・四%。

【來源】《中草藥通訊》一九八七年第十一期。

二烏膏

【組成】炙川烏 炙草烏各等分。

【製法】上藥共研爲細末備用。

【用法】調蜜糊狀，攤於敷塊上敷患處。每三天換藥一次。

【功效】溫經散寒，通絡止痛。

【主治】膝關節骨質增生，跟骨骨刺、關節扭傷後期疼痛，肩周炎、腱鞘炎等。

【方解】川烏、草烏大辛大熱，祛經絡沉寒頑疾。《聖濟總錄·諸痹》說：腎脹不長，則髓涸而氣不行，骨內痹，其症寒也。故以二烏爲膏外貼患處，使其辛熱之性直透皮下達病所。不但能治寒濕之痹痛，而且可溫通血脈經絡，促進局部血液循環，達通則不痛之目的。同時二烏有麻醉止痛作用，故對改善骨質增生所致的疼痛及恢復功能有一定作用。

【注意】皮膚有破潰面忌用。敷藥後若皮膚過敏，出現濕疹，瘙癢者，應立即停用。過二～三天後疹可自癒，但癒後不宜再用。

【療效】　外用二烏膏，配合內服祛風除濕、消腫止痛的藥物，治療膝關節骨質增生、跟骨骨刺共二百五十一例，總有效率達九七％以上。

【來源】　《青海醫藥雜誌》一九八八年第六期。

三生散

【組成】　生南星　生半夏　生草烏各等分。

【製法】　上三味藥碾碎過篩，製成粉劑裝瓶備用。

【用法】　將凡士林攤在敷料上一薄層，用三生散十五～十八克均勻撒在上面貼患處。或將三生散撒在黑膏藥上貼患處，三天換藥一次。

【功效】　散結祛寒，燥濕消痰，暢氣血，止疼痛。

【主治】　跟骨痛。

【方解】　生南星燥濕化痰，祛風定驚，消腫散結，鎮靜止痛。生半夏燥濕化痰，消腫散結，外消腫痛。生草烏搜風勝濕，散寒止痛，開痰消腫，外用能麻醉神經末梢而鎮痛。諸藥生用性燥走竄力強。方中三藥乃二辛一苦，二溫一辛，辛能散結，溫則散寒，苦能燥濕，濕去則痰消，痰消則結開，暢氣血止疼痛。

【注意】　三生散是劇毒藥物，只可外用，禁內服。用藥前將患處洗乾淨，擦乾後再貼膏藥。三日內勿濕水，治療時勿過勞。

【療效】治足跟疼痛六百五十六例，痊癒四百九十二例，良好一百四十四例，無效二十例，總有效率爲九六．九%。治療後隨訪時間最長五年，最短三年。隨訪病例中有十三例復發，再用三生散外敷，仍獲痊癒。

【來源】《新中醫》一九八七年第四期。

骨刺膏

【組成】青風藤二十克　海風藤二十克　獨活十五克　藤黃二十克　木瓜二十五克　麻黃二十克　當歸二十克　川芎二十克　生川烏二十克　生草烏二十克　地龍十五克　土元十五克　補骨脂十五克　紅花十五克　乳香十克　沒藥十克　血竭十克　樟腦五克　冰片五克　麝香二．五克　黃丹一〇〇克　麻油二千四百ml。

【製法】上藥碎斷，與食用植物油（小磨麻油最佳）同置鍋中。先用武火煎，並不斷攪動，冒出生煙，炸枯後，去渣過濾，再煉至滴水成珠。另取黃丹加入油鍋內攪拌勻。再取乳香等藥研成細粉，過篩混勻，置放油鍋內。待稍冷卻後，另加吸收促進劑二甲基亞砜適量攪勻，分攤已備好的膏基上（如布料）即成。每張膏藥淨重十五克，或三十克。放陰涼處乾燥備用。

【用法】外敷患處或主要疼痛部位，七天換藥一次爲一個療程。

【功效】補肝腎，壯筋骨，祛瘀通絡，除痹止痛。

【主治】骨質增生症。

【方解】方中青風藤、海風藤祛風通絡，除濕治痹痛。羌活、獨活除濕祛風療痹止痛。麻黃溫經除濕。川烏、草烏溫經散寒，除痹止痛，可祛沉寒頑痹。木瓜舒筋解攣，且可益肝腎，壯筋骨。補骨脂補腎助陽，治腰膝冷痛，增強諸治痹藥之功效。當歸、川芎活血補血，通經絡。紅花、乳香、沒藥、血竭散瘀通絡，止痛，以祛除經絡之瘀阻。土元、地龍通經活絡，增強活血散瘀藥之通經作用。樟腦、冰片、麝香芳香走竄，引藥直達病所。芳香藥具有較強的滲透作用，可促進皮膚對藥物的吸收。麝香尙可活血散瘀止痛。藤黃消腫散結。

諸藥合用，則有補益肝腎、強壯筋骨、祛瘀通絡、除痹止痛之功效。

【療效】治四百六十例，顯效二百三十七例，好轉一百八十七例，無效四十二例，總有效率爲九十・九%。

【來源】《中西醫結合雜誌》一九九〇年第七期。

烏蛇皂刺散

【組成】　烏梢蛇十克　白花蛇一條　皀角刺十五克　豨薟草十五克　透骨草十五克　穿山甲十五克　五靈脂二十克　生沒藥十五克　生川烏九克　生草烏九克　杜仲十五克　細辛十克　威靈仙十五克　仙靈脾十五克。

【製法】　上藥共研爲細末備用。

【用法】　將上藥末置瓷碗內，用陳醋或米醋（如局部疼痛發冷者可用白酒或黃酒）調成糊狀。以杏核大小藥膏置膠布中央，貼於增生部位或相應穴位上。隔日換藥十次，十次爲一療程。

【功效】　透骨搜風，溫通經絡，祛風勝濕，活血軟堅散結，滋補肝腎。

【主治】　骨質增生症。

【方解】　烏梢蛇，白花蛇透骨搜風，祛風通絡，治風濕痹痛，筋脈拘急。皀角刺、豨薟草、透骨草、靈仙祛風通絡，勝濕除痹。穿山甲、五靈脂、生乳香、生沒藥活血祛瘀，通絡止痛，尙可軟堅散結。生川烏、生草烏、細辛溫經散寒。杜仲、仙靈脾滋補肝腎，強筋骨，祛風濕。諸藥合用，具有辛散、通透走竄、搜剔之性，能直達病所。可調節腠理開合，促進血液流通，改善血液和淋巴液的循環。增強局部新陳代謝，調節和改善骨骼組織營養狀態。通經絡行氣血，濡筋骨，解痙攣，消水腫，而使疼痛除。

【療效】治療骨質增生症三百例，治癒一百一十四例，好轉一百八十六例，總有效率為一〇〇%。

【來源】《北京中醫雜誌》一九八八年第一期。

骨刺膏

【組成】威靈仙三十克　血竭花十五克　生馬錢子二百四十克　生草烏六十克　生川烏六十克　五加皮三十克　薑黃三十克　木瓜十二克　牛膝十五克　紅花九克　生桃仁六十克　生香附六十克　三棱三十克　皂刺十五克　蒺藜十五克　羌活三十克　獨活三十克　乳香十五克　沒藥十五克　三七六克　茜草十五克　川芎十二克　穿山甲三十克　靈脂九克　防己九克　遼細辛三十克　透骨草十五克　蓁艽三十克　紫威三十克　白芥子九克　赤芍十五克　木鱉子六十克　文朮三十克　路路通九克　冰片六十克　麝香一克　廣丹七百五十克（夏天加十克，冬天減十克）　香油一千五百克。

【製法】先將麝香、血竭花、冰片、三七研細末，密封備用。再將生馬錢子、生川烏、生草烏、生山甲、生香附入油鍋內浸泡一週。然後慢火熬煎，待藥清呈灰黑色後將藥渣撈出，把餘下的藥（除黃丹外）入油鍋內改用小火煎焦後撈出，將油過濾。再慢火熬至滴水成珠，入黃丹，這時要不斷地攪拌，待油由紅色變成絳色，鍋內煙彌漫，速將鍋撤離火爐，繼續快速攪拌，以防接近鐵鍋部分熱極老化失效。待油的溫度冷至攝氏六十度左右，將麝香、血竭花、冰片、三七藥末倒入，繼續攪拌至油完全冷卻凝固即成。

【用法】　把膏藥攤於較密的布上（約〇・二公分厚度），臨用時烊開，撒入少許冰片粉末，貼於患處。每張膏藥可貼五～七天，貼五～六貼爲一療程。

【功效】　溫經散寒，祛風通絡，活血散瘀。

【主治】　脊柱、膝關節、髖關節、跟骨等處骨質增生。

【方解】　本方藥物組成較多，功效全面，療效確切。方中生川烏、生草烏、香附、細辛辛熱而溫散。川烏、草烏尙能祛風濕、散寒止痛、治風寒濕痹。除沉寒痼疾。細辛、香附可行氣、散寒、止痛。馬錢子能祛風通絡，止痛，治風濕痹痛，肢體麻木，拘攣，有較好的鎭痛作用。靈仙、薑黃、羌活、獨活、路路通、透骨草、皂刺均能祛風通絡，通經除痹，是治風濕痹痛要藥。五加皮、木瓜、牛膝、防己、秦艽、蒺藜可益肝腎壯筋骨，除痹止痛。血竭、紅花、桃仁、三棱、山甲可逐瘀通經，瘀祛則新生，經通則促進血液循環，改善病變部位的血運，有利於病損組織的恢復。乳香、沒藥、靈脂活血散瘀，鎮痛。川芎、赤芍、紫威可通經活絡，以增強諸活血袪瘀藥之功效。白芥子通絡止痛，散結消腫，除經絡之痰濕，木鱉子可消腫止痛，散結。文朮健脾益氣。麝香、冰片芳香走竄，透透作用強，可引諸藥直達病所，且可活血通絡，加強鎮痛作用。諸藥合用，則具有溫經散寒、袪風通絡、活血散瘀之功效。

【療效】　治療並隨訪骨質增生患者一百八十八例，痊癒三十一例，顯效六十九例，進步六十例。無效二十八例。

【來源】　《河南中醫》一九八二年第五期。

蛇射散

【組成】　白花蛇十克　麝香一．五克　肉桂、乳香、沒藥、川烏、草烏、川椒、白芥子各五克　冰片少許。

【製法】　先將白花蛇焙黃；乳香、沒藥法油後，再同上十味藥共研爲細末，裝瓶封閉備用。

【用法】　取膠布一塊約3×4公分，在膠布上撒藥粉少許，貼於頸部壓痛最明顯處；大椎（雙）、肩井穴、肩髃穴（症狀在左側者貼左側，右側者貼右側，雙側者，貼雙側）。一週換藥二次，四週爲一療程。貼藥前將貼藥處用熱毛巾擦淨，待乾後再貼。

【功效】活血祛瘀，溫經散寒。

【主治】神經根型頸椎病。

【方解】白花蛇祛風通絡。肉桂、川烏、川椒、白芥子溫經散寒。麝香、乳香、沒藥活血行瘀，使氣血運行通暢。冰片芳香走竄滲透，引經，使藥力直達病所。

【療效】蛇射散外敷，配合內服中藥，共治療神經根型頸椎病九十三例，痊癒四十五例，顯效二十四例，有效十五例，無效九例。

【來源】《遼寧中醫雜誌》一九八八年第六期。

化骨丹

【組成】附子、肉桂、熊膽、木鱉、血竭、膽星、羌活、桃仁、乳香等。

【製法】上藥經炮製加工成膏藥，備用。

【用法】根據X線片確定病變嚴重部位，在頸部尋找陽性點，如移位棘突，皮下硬結等。然後敷貼化骨丹，七天換藥一次，一個月爲一療程。

【功效】振興陽氣，消痰、活血、祛瘀。

【主治】頸椎病（混合型、神經根型、頸型頸椎病均可使用）。

【方解】方中以附子、肉桂大辛大熱之品補陽，溫經散寒。血竭、乳香、桃仁活血祛瘀、消瘀散結。木鱉散結消腫，祛風止痛。羌活祛風勝濕，除痹止痛。膽星、熊膽燥濕化痰，祛風解痙，且可散結消腫。

【療效】治療頸椎病七十六例，治癒七十二例，顯效一例，好轉三例，總有效率爲一〇〇%。

【來源】《中醫藥信息》一九九〇年第四期。

骨增康膏

【組成】當歸十克　紅花十克　乳香十克　沒藥十克　三仙丹三克。

【製法】上藥共研爲細末備用。

【用法】用時將上藥末加水調成糊狀，慢火加熱至攝氏八十度，再加入粘合劑（糯米粉）少許調勻。待藥膏冷卻至攝氏四十～五十度，將藥膏敷於骨質增生局部。再用塑料薄膜敷蓋，周圍用膠布封牢，以保持藥的溫度和濕度。外用紗布薄棉墊紮緊，二十四小時後取下。七天後按此法敷第二貼，敷三次爲一療程。

【功效】舒筋活絡，活血化瘀，散結止痛。

【主治】 骨質增生症屬寒濕痹阻，氣滯血瘀，肝腎不足，痰濕阻絡者。

【方解】 本方多由芳香藥組成，香竄走經，而且藥物多含揮發油，滲透力強。方中當歸、紅花、乳香、沒藥能活血祛瘀，使血行瘀祛而痛止。三仙丹引諸藥滲透肌膚達病所。因此，本方可促進椎間孔周圍神經根炎症水腫消退，改善脊髓，神經根及骨質增生部位的血液循環，減輕或解除神經根張力，從而消除疼痛。

【注意】 治療期，患者宜俯臥或側臥，二十四小時臥床休息，以防膏藥流失。體質虛弱、冠心病（重者），以及過敏體質者，不宜使用。

敷藥後局部多出現刺癢，或起紅色小丘疹，停藥二～三天可消失。

【療效】 治療骨質增生症一百二十三例，痊癒二十八例，顯效七十三例，有效十二例，無效十例，總有效率為九一．八七%。

【來源】 《山東中醫雜誌》一九八九年第五期。

麝香骨刺膏

【組成】 麝香〇．一克　牛黃（天然）〇．〇五克　白芷、穿山甲、土元、桃仁、透骨草、沒藥、威靈仙各六十克。

【製法】 上藥共研為細末，以瓷罐貯存備用（麝香，牛黃另存放）。

【用法】根據病變部位，取上藥末三十～五十克，用凡士林適量或蜂蜜與米醋調勻成糊狀，攤置於紗布上貼敷。隔日換藥一次，十次爲一療程。

【功效】舒筋活絡，活血祛瘀，消腫止痛。

【主治】各種骨關節增生症。

【方解】方中蟲類藥與活血藥同用，目的在搜剔絡道，使血液循環得以暢通。以麝香、牛黃、米醋等芳香藥物率諸藥開結行滯，直達病所。外敷藥物揮發成分與藥末可直接與皮膚接觸，使有效成份經皮膚滲透吸收，改善血液循環，促進機能恢復。

【注意】有瘡瘍，皮損等皮膚病禁用，皮膚過敏應取下膏藥後停一天再用。

【療效】治骨質增生症七十例，療效優五十九例，良八例，差三例，優良率爲九五・七三％。

【來源】《陝西中醫函授》一九八九年第三期。

七二一　二膏

【組成】生川烏　生草烏　淫羊藿　威靈仙　羌活　獨活　穿山龍　麝香等。

【製法】上藥研成粉末備用。

【用法】將綠豆大小藥粉置入膏藥中央，貼敷增生部位及相應穴位上，用膠布固定，每週換藥一次。頸椎增生十～十五次爲一療程。胸腰椎增生十五～二十次爲一療程，膝關節增生及跟骨骨刺二十～三十次爲一療程。

【功效】溫經通絡，活血化瘀，軟化骨刺，消腫止痛。

【主治】各種骨質增生症。

【方解】淫羊藿補腎壯陽，塡精益髓，興奮腎中之陽氣，促進生化機能。威靈仙性猛急，善走而不守，宣通十二經絡，以走竄消炎爲其所長，並有軟骨的作用。羌活、獨活祛風勝濕，散寒止痛，氣味雄烈，芳香四溢，能宣通百脈，調和經絡，通筋骨而利關節。麝香味香芳烈，通關利竅之上品，爲引藥。溫陽通絡，引藥透達，開經絡，透肌骨，用其統領群藥斬關奪門，直達病所。

【注意】嚴重心臟病，高血壓，骨結核，骨腫瘤、骨髓炎等禁用。

【療效】治療各種骨質增生症一百例，治癒六十三例，好轉二十五例，無效十二例，總有效率爲九四·七％。其中頸椎骨質增生症二十六例，治癒十七例，好轉四例，無效五例。腰椎骨質增生三十八例，治癒二十二例，好轉十四例，無效二例。胸椎骨質增生三例，治癒一例，好轉一例，無效一例。跟骨刺十九例，治癒十六例，好轉二例，無效一例，膝關節骨質增生十三例，治癒七例，好轉三例，無效三例。肘關節骨質增生一例好轉。

【來源】《山西中醫》一九八六年第三期。

靈仙膏

【組成】威靈仙六十克、生川烏、生草烏、生馬錢子麻黃、元胡、鹿銜草各三十克　細辛十五克　肉桂八克　蜈蚣十五克　全蝎、乳香、沒藥、骨碎補各二十克　土鱉蟲十五克　麝香少許。

【製法】生馬錢子放在涼水中浸泡五～七日，每天換水一次，然後刮除外皮，切成薄片晾乾。將上藥共研極細末，按黑膏藥傳統熬製法製成膏藥。每貼重三十克，內含生藥十二克。

【用法】貼藥前用小火將膏藥熏烤適度，然後貼在症狀最明顯的部位，十天換藥一次，三次爲一療程。

【功效】活血化瘀，散寒除濕，搜風解痙，軟堅、散結。

【主治】骨關節炎、創傷性關節炎、類風濕性關節炎等骨質增生性病變。亦可治療挫傷、神經痛、風濕性關節炎等。

【方解】威靈仙辛溫，能祛風濕散寒，並能通絡止痛，治風寒濕痹肢體疼痛。同時，本品尚有軟化魚骨的作用。馬錢子可祛風通絡，止痛，治風寒濕痹、肢體麻木、拘攣。生川烏、生草烏、麻黃、細辛、肉桂可溫經通絡，除表裡內外之寒濕、祛體內沉寒痼疾。蜈蚣、全蝎、土鱉蟲搜風剔邪，通經止痛，可緩解肢體攣痛。乳香、沒藥、元胡索活血通經，祛瘀止痛，除經絡之瘀阻，促進血液循環，促使病變部位腫脹之消退。鹿含草、骨碎補祛風勝濕，強筋骨，治療肢體痹痛。麝香芳香走竄可以祛瘀止痛，同時亦可引藥直達病所。由於芳香可以開竅，膏藥外貼，可促進皮膚腠理開合，加速藥物對皮膚的滲透作用，以增強藥效。

【療效】　治療骨質增生症四十六例，痊癒十八例，顯效十五例，好轉十一例，無效二例，總有效率爲九五・六%。

【來源】　《遼寧中醫雜誌》一九八六年第十期。

麝香鹿茸膏

【組成】　鹿茸、全蝎、馬錢子各六克　防風、川烏、草烏、烏蛇各二十克　黃明膠、透骨草各十克　蜈蚣　蒼耳蟲各三條　樟腦二克　麝香〇・二克。

【製法】　上藥除麝香、樟腦、蒼耳蟲外，共研爲細末。

【用法】　用米醋五百ml，放小盆內熬開後，將備好之藥末放入醋內和勻，用文火熬到用筷子挑起不向下流爲度，趁熱攤到已縫好的雙層紗布上。再把麝香、樟腦、蒼耳、蟲粉均勻地撒在膏藥上，趁熱貼頸部，用膠布固定。三天換藥一次，六次爲一療程。

【功效】溫腎散寒，活血通絡，透骨消增。

【主治】風寒型頸椎病。

【方解】方中鹿茸、黃明膠溫補腎陽，強筋健骨。配川烏、草烏、防風、透骨草祛風寒。烏蛇、蜈蚣、全蝎通經活絡。馬錢子、蒼耳蟲、散結消增。米醋活血化瘀，軟堅散結。麝香、樟腦辛溫走竄，能活血定痛，可引藥直達病所。諸藥合用，則溫腎散寒，活血通絡，透骨消增。治療風寒型頸椎病，收效良好。

【療效】治風寒型頸椎病四十例，痊癒三十三例，顯效七例，總有效率爲一〇〇%。

【來源】《山東中醫雜誌》一九九一年第一期。

骨質增生膏

【組成】鹿角膠二十克　龜板膠十克　黃芪二十克　象牙屑、乳香、沒藥、地龍、穿山甲各十克　血竭、冰片各一克　蟾酥麝香各〇・二克。

【製法】上藥除麝香、蟾酥、血竭、冰片外，共研爲細末備用。

【用法】 用時取米醋五千ml，放入小盆內熬開後，將備好之藥末放入醋內和匀，用文火熬到用筷子挑起不向下流爲度。趁熱攤到縫製好的雙層紗布上，再把冰片、蟾酥、麝香、血竭均勻地撒在膏藥上，趁熱貼頸部，膠布固定。三天換藥一次，六次爲一療程。

【功效】 活血化瘀，通絡止痛，補腎消增。

【主治】 血瘀型頸椎病。

【方解】 鹿角膠、龜板膠溫補腎陽兼補腎陰，有陰中求陽之意。黃芪大補元氣，使氣旺促血行。血竭、川芎、乳香、沒藥活血化痰，消腫止痛。穿山甲、地龍疏通經絡。蟾酥，象牙屑、冰片均有辛散之性，促使一切瘀血結聚由內出外。米醋活血化痰，軟堅散結。麝香通絡開竅，助諸藥透骨消增，直搗病所。

【療效】 治療血瘀型頸椎病二百三十六例，痊癒一百九十一例，顯效二十例，有效十七例，無效八例，總有效率爲九六．六%。

【來源】 《山東中醫雜誌》一九九一年第一期。

回陽玉龍膏

【組成】 川烏、草烏各一百五十克　白芷、南星、白芥子、青風藤各三十克細辛、肉桂各十五克。

【製法】　將上藥共研爲細末，裝瓶閉封備用。

【用法】　取上藥粉用黃酒減低度酒調成糊狀（不稀不流爲度），如核桃大小藥丸置入一塊10×7公分的膠布中央，敷貼秩邊，承山等穴及病位痛點上。對膠布過敏者，則用塑料薄膜覆蓋，綳帶包紮。

【功效】　祛寒除濕，通絡除痹。

【主治】　因腰椎退行性改變，腰椎間盤脫出，寒濕侵襲等所致的坐骨神經痛。

【方解】　方中川烏、草烏性味辛熱，有祛風濕、散寒止痛之功，治風寒濕痹等症。白芷辛苦溫，能辛散風寒，苦溫燥濕，可治風寒濕痹。南星苦溫辛烈，善能開泄，能祛經絡之痰濕，除痹止痛。白芥子辛溫，有辛散溫通，利氣祛痰作用，可祛除阻塞經絡之痰濕，因而可除肢體關節疼痛之痹證。青風藤辛苦而平，可祛風濕，通經絡，利水止痛，治風濕痹痛，肢節腫脹，肢體麻痹，坐骨神經疼痛等症。細辛辛溫，氣味雄烈，溫散力強，既能外散風寒，又能內祛陰寒，多用於寒濕痛症。肉桂辛甘大熱，既有益火消陰，溫補腎陽之功，又有溫中散寒，通利血脈之效。用於腎陽衰微，形寒肢冷等症。諸藥合用則溫經通陽，祛寒除濕止痛。寒濕祛則陽回，經絡通則疼痛可除。因此，本方用於寒濕型坐骨神經等疼痛症，可收滿意療效。

【療效】 用本方外敷，結合內服溫腎養肝通痹飲，治療腰椎退行性變等致坐骨神經痛五十八例，痊癒三十二例，顯效十六例，好轉九例，無效一例，總有效率爲九八%。

【來源】 《新中醫》一九九一年第二期。

軟骨膏

【組成】 牛角炭、血餘炭、火麻炭、生半夏、生南星、穿山甲、巴豆霜。

【製法】 將上藥研細末，加醋放鍋內熬煮，煮沸後改用小火熬，定要邊熬邊攪，以免鍋底結焦。熬成糊狀後，將鍋提離爐火倒入瓷缸內蓋好備用。

【用法】 用時將藥膏攤於油紙或紗布上，貼患處。如果皮膚不發癢可貼二天，二天內若藥乾，則可用醋調製再熬。亦可將藥膏用紅外線照射十五~二十五分鐘後取下，也可將藥膏溶於水熏洗患處，一日二次，每次二十~三十分鐘。

【功效】 軟堅散結，活血鎮痛。

【主治】 骨關節增生性疼痛、骨化性肌炎、筋骨損傷後的疤痕粘連、硬結等症。

【方解】 本方中牛角炭、火麻炭、血餘炭均能消瘀補陰，散結滯。生南星、生半夏、巴豆霜燥濕祛瘀，軟堅散結，消腫止痛。穿山甲性專行散，能活血祛瘀，軟堅散結，消瘀止痛。醋能祛瘀血，消腫除痛，散積氣軟堅散結。諸藥合用，共達軟堅散結、活血鎮痛之目的。

【注意】敷藥後如果皮膚發癢，出現疹子即停藥，擦膚輕鬆或爐甘石合劑，待疹子消散後再敷。

【來源】《中國中醫骨傷科百家方技精華》，中國中醫藥出版社出版　一九九〇年十二月。

川芎散

【組成】川芎四十五克。

【製法】將川芎研成細麵，分裝在用薄布縫製的布袋裡，每代裝藥十五克左右。

【用法】將上述藥袋放在鞋裡，直接與痛處接觸，每次用一袋，每天換藥一次，三個藥袋交替使用，換下的藥袋曬乾後可繼續使用。

【方解】川芎味辛性溫，有行氣活血、搜風開鬱、化瘀止痛作用，爲血中之要藥，走而不守，藥力直達病所，瘀化絡通則疼痛止。

【療效】 治療跟骨骨質增生患者七十五例，一般用藥七天後疼痛減輕，二十天後疼痛消失。

【來源】《四川中醫》一九八九年第三期。

骨痛散

【組成】 生牡蠣三十克　冰片、鉛丹各〇・〇三克　麝香微量、血竭、乳香各〇・三克　元胡〇・二克　枯礬三克。

【製法】 先將牡蠣研成細粉，入水浸泡一晝夜後，曬乾研麵過細篩。用醋浸泡元胡一天後曬乾，再炒後研爲細末。取七層草紙襯於鍋內，然後把乳香放於紙上，用微火焙乾。並入少許麝香、冰片、血竭混合，入擂碗研爲細麵。最後將三組藥粉同鉛丹、枯礬麵和勻，裝瓶備用。

【用法】 根據骨質增生所在部位，找出痛點，按疼痛部位大小選用膠布（一般膠即可）。敷法：①先將藥粉均勻地撒在膠布中央，然後將膠布中心對準痛點貼上，並加以固定。②取〇・五～一公分寬的膠布，將壓痛點四周圍起來，再將藥粉撒在該痛點區，然後用一塊與痛點區大小相仿的膠布覆蓋，稍加固定即可。每次藥敷貼七天，十次爲一療程。若一個療程未癒，可行第二個療程。多數病例可在一～三個療程內痊癒。

【功效】軟堅散結，活血止痛。

【主治】骨質增生症。

【方解】牡蠣取其軟堅散結之功用，治局部氣血凝結，發硬疼痛，局部硬結不散，生用則藥效更強。血竭、乳香、元胡活血祛瘀，通絡止痛，散經絡中之瘀阻，使經脈氣血暢行，通則不痛矣。冰片、麝香芳香走竄，通經開竅，活血散結，祛風定痛，可治肢體瘀血凝滯之腫脹疼痛，亦可治風寒濕之痹痛。同時可促進氣血運行，引藥直達病所，開腠通經，加速皮膚孔竅對藥物的吸收。枯礬、鉛丹燥濕收斂，可保持藥物的乾燥，促使其更好的長期發揮藥效。

【療效】此方為河南中醫學院楊寶臣所創，臨床運用有良效。

【來源】《四川中醫》一九八七年第十期。

歸芎乳沒梔子散

【組成】當歸二十克　川芎十五克　乳香十五克　沒藥十五克　梔子十五克。

【製法】上藥共研成細末備用。

【用法】將藥粉放在白紙上，藥粉面積按足跟大小，厚約〇・五公分，然後放在熱水杯上加溫加壓後藥粉呈片狀再放在患足跟，或將藥粉裝入布袋內放於患處，穿好襪子。

【功效】 活血通絡。

【主治】 跟骨骨刺。

【方解】 本方以當歸、川芎活血通絡。川芎乃血中氣藥，走而不守，且可治痹痛。乳香、沒藥祛瘀活血，止痛。四藥合用可促進經絡瘀阻化散，局部血液循環改善，改善局部新陳代謝。梔子涼血清熱，消炎止痛，促進局部因骨刺刺激產生的炎症消退，水腫吸收而解除疼痛。

【療效】 治跟骨刺三十七例，全部痊癒。

【來源】 《中國中醫骨傷科雜誌》一九八八年第三期。

中藥膏

【組成】 生草烏、生川烏、馬錢子、當歸、川芎、元胡、桂枝、生龍骨、牡蠣、透骨草、豨薟草、威靈仙、黃芪、雞血藤、桃仁、紅花、牛年健、桑寄生、小茴香、麻黃、細辛、血竭、硇砂、附子、肉桂、穿山甲、石菖蒲、熟地各等分 麝香、皂角粉、藤黃各等分。

【製法】　將麝香、皂角粉、藤黃碾成細粉過八十目篩、製成粉劑後，裝入瓶內封存備用。餘藥除血竭、硇砂外，加醋浸泡二十四小時後煎煮一小時，濾淸澄汁，再將藥渣反覆煎煮二次，濾淸澄汁。將三次藥汁混合在一起，濃縮成稀糊狀時，加入血竭、硇砂攪勻，收入容器內封存備用。

取上述藥膏一克，做成八個點，每個點〇・一二五克，壓貼於二・五×五百公分的膠布上，點與點之間間距爲一公分，然後排成二點一對，十點一組，貼於無毒塑料薄膜上備用。

【用法】　用時根據增生部位的需要，將藥膏表面的塑料薄膜揭下，每個藥膏點撒藥粉十 mg，貼於增生部位。再用膠布固定以防藥膏受熱外溢。如頸椎骨質增生拌上肢麻木、脹痛時，除貼增生部位外，還需貼肩井、曲池、外關穴。腰椎骨質增生，除貼增生部位外，再加貼志室、腎俞。伴下肢麻木、脹痛時，加貼環跳、殷門、委中、承山。膝關節增生，將膝屈曲成九十度，沿髕骨周圍貼上，再加貼內外膝眼、鶴頂。跟骨骨質增生，將藥膏對準貼敷即可。

一般貼頸椎用藥膏十四點，貼腰椎用藥膏二十點，貼膝關節用藥膏十點，貼跟骨用藥膏四～六點，七天換藥一次，二十次爲一療程。

【功效】　祛風通絡、軟堅散結、活血化瘀。

【主治】骨質增生症。

【方解】骨質增生是骨關節退行性改變的一種表現，由於寒濕之邪侵入體內，留於骨關節之中，傷於骨髓，使氣血運行不暢，而導致骨關節退行性變。故用麝香、藤黃、皀角粉透皮通竅，引藥入裡。使祛風通絡，軟堅散結，溫經散寒，活血祛瘀，除痹止痛藥物組成的藥膏的作用直達病所。藥膏貼敷在增生的局部及相應的穴位上，可經經絡調節機體，通達病所，逐漸改善了因骨刺引起的腫脹、麻木、疼痛及骨關節退行性改變性的血液循環和營養狀態，利於病變組織恢復。

【注意】在藥膏貼敷治療中，個別患者用藥後局部起小膿泡，去藥後洗乾淨，可自行結痂癒合。也可不等結痂癒合而繼續貼敷藥膏。

【療效】治療頸椎、腰椎、膝關節、跟骨等骨質增生患者七百例，治癒三百九十八例，顯效一百六十五例，好轉七十二例，無效六十五例，總有效率爲九〇・八%。有九十八例，用藥十次痊癒，隨訪二年未復發，四百四十八例用藥二十次痊癒，隨訪一年未復發，八十九例半年復發。

【來源】《實用中西醫結合雜誌》一九九一年第九期。

骨痹散

【組成】乳香、沒藥、生川烏、白芥子各二十克　花椒、馬錢子各十克。

【製法】上藥共研細末備用。

【用法】用食醋適量，將藥粉調濕後裝進小布口袋內，將袋口縫好放在鍋內蒸熱後敷患處。每天一次，每劑藥用八～十次。

【功效】溫經通絡，活血止痛。

【主治】腰椎骨質增生。

【方解】骨質增生可導致局部氣血凝滯，經絡阻痹，故用乳香、沒藥祛瘀通絡，活血行血，同時乳香、沒藥有良好的祛瘀止痛作用。此外，骨質增生者易遭寒濕之邪侵襲而致肢體痹痛。因此，選用生川烏、白芥子、花椒、馬錢子溫經解凝，除寒濕痹痛，另外，血得熱則行，溫熱之藥可促使血液循環加快，促進氣血流通。藥物蒸熱後外用，是借助熱力充分發揮其藥效。

【療效】使用本方的同時，配合獨活寄生湯加減內服，治療腰椎骨質增生一百一十例，總有效率爲九八・二％。

【來源】《河北中醫》一九九〇年第一期。

治痹膏

【組成】斑蝥五十克　血竭、重樓、肉桂各十克　梅片、炮山甲、細辛、生川烏、升麻各五克。

【製法】上藥共研細末，和勻，避光瓶裝備用。

【用法】用時取部分藥粉，用蜂乳調成糊狀軟膏，外貼穴位。痛點穴位處塗敷治痹膏，直徑以一公分爲宜。膏上再撒適當乾藥粉，防止膏劑粘在膠布上不易發揮藥效。一般二十四小時可形成藥泡，若未潰破，在一週後藥泡可自行吸收乾癟。若發泡後周圍瘙癢，或微腫隱痛，用消毒針灸針刺破藥泡，流盡內液，不去泡皮，外塗龍膽紫敷蓋紗布。一週內不能沾上生水，保持局部清潔，以防感染。

【功效】溫經散寒，祛風除濕，活血化瘀，通絡止痛。

【主治】骨性關節炎，風濕性關節炎，類風濕性關節炎。

【方解】斑蝥可逐瘀散結，其所含斑蝥素對皮膚、粘膜有發赤，起泡作用。常用斑蝥這種發泡作用來治療關節疼痛，使滯留在筋骨之邪毒，通過發泡而解，邪有出路，疼痛自除。肉桂、細辛、生川烏溫經絡之寒濕，除肢節之痹痛。血竭、山甲活血祛瘀，通絡止痛。重樓乃七葉一枝花別名，可清熱解毒，鎮靜鎮痛，促使局部炎症吸收消退，緩解疼痛。雄黃可解毒殺蟲，防藥泡發生感染。現代藥理研究證明，雄黃對神經有鎮痙止痛作用。梅片可消腫止痛，芳香通閉，促使外敷藥物的滲透吸收。升麻可發散宣透，促使外邪透達體外。同時，升麻亦有解毒作用，防藥物發泡後發生感染。

【注意】　1.夏季不宜使用「治痹膏」。
2.手掌、足底、手指、足趾部此膏無效。
3.不能誤入口內，眼內。
4.肝炎、腎炎患者需待肝、腎功能恢復正常，方可使用此膏。

【療效】　治療骨性關節炎等痹痛症三百例，治癒一百一十四例，顯效一〇五例，有效六十四例，無效七例，總有效率爲九四・三％。

【來源】　《江蘇中醫》一九九〇年第七期。

鐵礬膏

【組成】　乾洋鐵葉子根二千五百克　元柏五百克　白礬一百五十克　蜂蜜六千克。

【製法】　把洋鐵葉子根、元柏、白礬三味藥共研成細麵，加入蜂蜜與涼白開水一千五百克，共調成軟膏備用。

【用法】將鐵礬膏調到適當稠度，外敷於病變中心處，包紮固定。每週更換二次，三個月爲一療程。

【功效】通經活絡，除濕消腫，清熱解毒，散瘀止痛。

【主治】骨質增生症。

【方解】洋鐵葉子根（洋鐵葉，學名羊蹄，別名土大黃），味酸苦，含大黃粉、大黃素、大黃素甲醚等成分。可宣通經絡，強筋健骨，消腫止痛，用於骨關節病，頸椎病、胸腰椎增生症等。以控制其異常的增殖生長，尤適用於外傷型骨關節病。黃柏可清熱燥濕，除濕熱痹痛。白礬燥濕袪痰，止血收斂，可消炎，收斂。諸藥合用則使局部經絡疏通，筋骨強健，使骨質增生所致無菌性炎症消退，從而控制骨質增生。

【療效】用鐵礬膏治療增生性關節炎四十二例，顯效七例，有效二十一例，總有效率爲六六·六七%，治療跟骨刺三十五例，顯效十例，有效十八例，總有效率爲八十%。

【來源】《骨質增生病》，黑龍江科學技術出版社　一九八二年十月。

軟骨膏

【組成】　牛角炭一〇〇克　血餘炭一〇〇克　火麻炭一〇〇克　生半夏六十克　生南星六十五克　甲珠四十克　巴豆霜四十克。

【製法】　上藥共爲細末，加醋一千克，熬成糊狀備用。

【用法】　每天將軟骨膏外敷患處，一小時後取下，用冷水洗淨。連敷七次爲一個療程。如症狀減輕可停藥一～二天，再進行第二個療程，如上法敷七天，直至症狀緩解。

【功效】　活血通絡，軟堅散結，消腫止痛。

【主治】　骨性關節炎。

【方解】　方中牛角炭、血餘炭、火麻炭可活血通絡，散結滯。尚可補陰。生南星、生半夏、巴豆霜化痰散結，消腫軟堅。祛經絡中之痰濕瘀滯結聚。甲珠活血祛瘀，通絡除痹，尚可軟堅。醋可消腫止痛，活血，消積氣，軟堅。諸藥合用，則可活血通絡，軟堅散結，消腫止痛而達治療目的。

【來源】　《骨質增生症》，黑龍江科學技術出版社出版　一九八二年十月。

川芎散

【組成】川芎三十克　川烏十克　全蝎、蜈蚣各五克　麝香二克。

【製法】上藥共研細末，裝瓶備用。

【用法】取上藥末少量，用食醋調成稠糊狀，按足跟面積大小，將膏藥塗在白布上，用膠布或綳帶固定患處，隔日換藥一次。

【功效】活血通絡散瘀，驅風逐濕，通痹鎭痛。

【主治】跟骨刺所致跟痛症。亦治跟下脂肪墊炎、跟下滑囊炎、跖腱膜起點筋膜炎等跟痛症。

【方解】川芎活血通絡，行氣止痛，可治風寒濕痹以及痹症日久，氣血運行不利，瘀滯疼痛痲木者。藥理研究證明川芎有鎭靜、止痛、解痙作用。所含川芎嗪具有擴張血管、改善微循環及抑制血小板聚集作用。故可使病變局部循環改善，促進症狀消除，爲方中主藥。川烏溫經散寒，逐風邪，除寒濕。川芎與川烏配伍，可增強溫經活血止痛，活血通痹的作用。全蝎、蜈蚣系蟲類驅風藥，能搜剔經絡之頑邪，有良好的通絡止痛作用，多用於治風濕痹痛。麝香芳香走竄，可引藥直透皮下筋骨。同時，有良好的活血散結作用，行血滯，通經絡。藥雖五味，但作用全面，活血通絡散瘀，驅風除濕，通痹鎭痛，並能直達病所，使因骨質增生所致的局部炎症、水腫吸收消退。加之配伍食醋，可活血散瘀軟堅化結，促使增生的骨刺軟化。醋，本草稱苦酒或酢，主要含醋酸，有消癰腫，除瘕塊堅積，散瘀血的功效。治損傷金瘡、出血昏迷等症，同時有軟化骨刺的作用。因此，治骨質增生症多用之。

【療效】　治跟骨刺患者三十一例，痊癒二十九例，好轉二例，總有效率爲一〇〇％。

【來源】　《四川中醫》一九八九年第十一期。

骨痹散

【組成】　乳香　沒藥各十五克　生馬錢子六克　花椒七克　生川烏十五克　白花菜子二十克。

【製法】　上藥共研細末。

【用法】　用醋將藥末調濕裝布袋中，蒸熱敷骨質增生處一～三處。熱水袋加溫，每日敷一～二次，一劑藥連用五～七天。藥乾後可用食醋再調。

【功效】　活血通絡，溫經止痛，有較好的抑制骨質增生、軟化骨刺和顯著的鎭痛效果。

【主治】骨質增生症。

【方解】乳香、沒藥活血化瘀，行氣止痛，馬錢子活絡止痛，用於治療風濕痹痛，肢體麻木。馬錢子與乳香、沒藥配伍，增強活血通絡止痛之作用。白花菜子、花椒、川烏溫經散寒逐風通絡，止寒濕痹痛，肢體麻木。諸藥配伍，則有活血通絡，溫經止痛之功效，可抑制骨質增生，軟化骨刺，並有顯著的鎮痛作用。

【注意】本方不可內服，使用時要防止皮膚燙傷。

【療效】使用本方，並配合獨活寄生湯加減內服，治療骨質增生症一百一十例，治癒六十七例，顯效三十例，有效十一例，無效二例，總有效率爲九八．二％。

【來源】《浙江中醫學院學報》一九八九年第五期。

荆防紅花液

【組成】荆芥、防風、海桐皮、沒藥、乳香、雞血藤、生草烏、鬧羊花、尋骨風、伸筋骨、透骨草、續斷各四十克　紅花、當歸、川椒各三十克。

【製法】將上藥切碎，用九五％的酒精拌濕，放三天後加食醋三公斤，浸泡三天備用。

【用法】將醋浸中藥液用紗布拌濕敷在後頸部，並用紅外線照射。紗布烤乾時，須在紗布上灑中藥液。

【功效】　活血祛瘀、祛風通絡，除痹止痛。

【主治】　頸椎綜合徵。

【方解】　本方中防風、荆芥祛風散濕，用於風寒風濕所致的頭痛身痛。頸椎綜合徵患者，往往易感風寒濕邪，而誘發疼痛，故用防風，荆芥祛除外邪，海桐皮、尋骨風、伸筋草、透骨草可祛風除濕，通絡止痛，治風濕痹痛，腰膝痠痛。續斷益肝腎、壯筋骨。當歸、雞血藤活血補血。生草烏、川椒溫經散寒，除痹止痛，治風寒濕痹。乳香、沒藥活血散瘀，通絡止痛，與當歸、雞血藤配伍則可增強活血通絡之功。諸藥合用，則可活血祛瘀，祛風通絡，除痹止痛。

【療效】　用本方外敷，配合牽引治療頸椎綜合徵一百例，痊癒七十二例，有效二十一例，無效七例，總有效率爲九三%。

【來源】　《湖北中醫雜誌》一九八一年第五期。

血竭消刺散

【組成】　血竭十五克　生乳香、生沒藥各八克　生川烏、生草烏、桃仁、紅花、白芥子各六克　生半夏、松香、生南星各九克　川牛膝十二克　牙皂五克　樟腦粉（另包）十克。

【製法】　上藥烘乾研細末備用。

【用法】　將藥末入鍋內炒熱，再加樟腦粉，用酒拌濕（以手握後可鬆散爲度），裝薄紗布袋內，熨燙患處。待涼後再炒熱，拌酒入袋敷患處，如此反覆三小時。每天一劑，早晚各敷一次，二次共六小時，一個療程三天。不效者，休息二天，再行第二個療程。

【功效】　祛瘀通絡，溫經散寒。

【主治】　各種骨質增生症。

【加減】　腰椎骨質增生酌加桑寄生十二克；頸椎骨質增生加葛根九克；頸、腰椎骨質增生加桑寄生、葛根各十二克；膝關節骨質增生酌加大黃三十克。

【方解】　骨質增生病程長，因骨刺的刺激，易致局部充血水腫、炎症樣滲出，而使經絡產生瘀阻。故用血竭、乳香、沒藥、桃仁、紅花、祛瘀通絡。促進局部的血液循環。骨質增生患者易遭寒濕的侵襲，光祛瘀通絡不能逐塞。因此選用川烏、草烏溫經散寒，除肢體痹痛。由於寒濕滯凝，易生痰濕，而白芥子、半夏、南星則可逐痰通絡。松香能燥濕祛風止痛，牙皀可消腫活血。牛膝強筋骨祛風濕，止痹痛。樟腦芳香開竅通閉，促進藥物的滲透吸收。酒可通血脈，走而不守。藥借酒勢可直達病所。

【注意】忌內服。

【療效】治療骨質增生症三十二例，顯效十七例，有效十五例，總有效率爲一〇〇%。

【來源】《新中醫》一九八九年第十一期。

托敷散

【組成】透骨草十二克　五加皮十五克　五味子十五克　東山楂十五克　當歸十二克　紅花十克　赤芍十二克　生地十二克　羌活十克　獨活十克　防風十克　花椒十克　炮附子六克。

【用法】上藥裝布袋內，紮緊袋口放盒內，加水煎煮十五分鐘。稍降溫，托敷患部。每次三十分鐘，每天托敷二次。每劑藥連用四次。

【功效】活血化瘀，祛風勝濕，通絡止痛。

【主治】頸椎骨質增生，腰椎骨質增生引起的頸、背、腰部疼痛不適，活動障礙。

【方解】方中透骨草、五加皮、五味子，東山楂等味酸、舒筋展筋類似理療中的滲透液，有緩解肌肉痙攣、改善和減輕病變局部周圍神經及血管牽張，刺激、壓迫的作用。當歸、紅花、赤芍、生地活血化瘀，通絡止痛。羌活、獨活、防風、炮附子祛風勝濕，溫陽散寒，花椒麻醉止痛。諸藥配合，則活血化瘀，祛風勝濕，通絡止痛。使骨質增生性疾病的肌肉韌帶牽張疼痛及神經和血管壓迫、刺激等病理變化都能得到一定程度的改善，止痛效果明顯，關節運動功能也能恢復。

【來源】《中國中醫骨傷科百家方技精華》，中國中醫藥出版社出版　一九九〇年十二月。

外用蒸敷散

【組成】當歸三十克　插插活三十克　絡石藤三十克　桂枝三十克　虎杖根三十克　路路通三十克　紅花三十克　五加皮三十克　川羌活三十克。

【用法】上藥共研成細末，盛入小布袋內，將袋口縫好，然後放在蒸籠內（或鍋內隔水蒸）蒸熱，熱敷患處。每次蒸敷時間約一小時左右，每天蒸敷一～二次，每一劑藥可用五～七天。

【功效】活血通絡，祛風止痛。

【主治】頸椎、腰椎退行性病變、疼痛酸麻。跌打損傷後期局部疼痛。風寒濕痹所致骨與關節疼痛。軟組織損傷或勞損等症。

【加減】　如寒邪、局部怕冷，加老薑三十克（切碎）。

【方解】　本方中當歸、紅花活血化瘀。插插活、路路通活血止痛，消除水腫。絡石藤、虎仗根通絡除痹。桂枝、羌活溫經通絡，除寒濕痹痛。五加皮解除肌肉痙攣，以舒筋止痛。用藥方法爲熱敷，不但藥力直達病變部位，而且借助熱力，可開腠理，宣通毛竅，促進血液循環，加速皮膚對藥物的吸收，增強了治療效果。

【注意】　蒸敷時如太燙，藥袋下面可墊毛巾，待藥溫降低時再將毛巾抽去，將藥袋直接敷在患處皮膚上。蒸敷藥袋上面須蓋毯子或棉絮，以防藥袋散熱太快。

【療效】　臨床治療腰腿痛、肩痛，療效甚佳。

【來源】　《中國中醫骨傷科百家方技精華》，中國中醫藥出版社出版　一九九〇年十二月。

鬱紅熱熨劑

【組成】　鬱加里、紅花、川烏、獨活、寄生、薑黃、細辛、樟腦、薄荷、艾葉、松節、白芥子、乳香、川芎。

【製法】　將上述十四味藥物研末，加入化學發熱劑，配製成粉狀物質，置於雙層塑料袋中備用。

【用法】使用時撕去外層塑料袋，稍加揉搓，敷在患處即可發熱。溫度可達攝氏四十五～五十五度，持續二十四～二十六小時。藥袋要放在痛點明顯部位。每袋用二十四小時，敷五袋爲一療程。

【功效】祛風散寒，溫經除濕，活血化瘀，除痹止痛，舒筋活絡。

【主治】增生性骨關節炎、風濕性關節炎，腰椎間盤脫出、腰肌勞損、習慣性腰扭傷、肩凝等所致腰背、四肢關節疼痛。關節炎腫、肌肉抽搐和軟組織引起的關節活動障礙。

【方解】本方由活血通絡、祛風除濕、溫經散寒等藥物所組成。加入化學發熱劑，通過搓揉自行發熱，利用熱力的作用，使局部血管擴張；同時藥物在熱的作用下，能更好地發生藥效。因發熱時間持久，藥物能持續作用於局部。在藥和熱的共同作用下，可使局部循環改善，炎症水腫消退，使疼痛解除。

【療效】治療骨關節疼痛患者五十例。顯效十八例，好轉三十二例，總有效率爲一〇〇%。

【來源】《河南中醫》一九八三年第一期。

骨質增生熱熨劑

【組成】　食醋　鐵屑（車床車下的碎鐵渣）各適量。

【用法】　取鐵屑一碗，加醋攪拌，以潮濕爲度，裝入布袋中紮好袋口。待鐵屑自行起熱，即可熱敷患處，一日一次，每次約一小時。

【功效】　活血止痛。

【主治】　骨質增生症。

【方解】　方中食醋能軟堅破積，活血止痛。醋遇鐵屑起化學反應，放出熱量，既能增強食醋軟化骨刺之效，又有散寒通痹之功，而且借助熱力可促進血液循環，有通經活絡作用。

【注意】　使用本方熱敷時注意勿燙傷皮膚。療程依病情而定，久敷無副作用。

【療效】　用本方外敷配合內服中藥，治療骨質增生症三十例，顯效八例，好轉二十例，無效二例。

【來源】　《中級醫刊》一九八六年第四期。

複方骨碎補粉

【組成】 骨碎補一千克　寬筋藤一千克　透骨草一千克　通城虎五百克　威靈仙一千克　川烏二百五十克。

【製法】 上藥共研細末，備用。

【用法】 取複方骨碎補粉一百二十克，用一百二十ml開水調濕後放在鍋內炒。炒熱後加米酒，陳醋各五十ml，繼續炒至燙手爲度。然後裝進紗布袋內熱敷患處，每天一次，每次敷一小時。每次炒藥都要加米酒及陳醋各五十ml，連續用六天，換藥粉一次。三十天爲一療程，療程間休息三～七天。

【功效】 溫經散寒，祛風除濕。

【主治】 骨質增生症，如頸椎病、肥大性腰椎炎，膝關節骨刺等。對酒炒複方骨碎補粉過敏者，可在炒藥時只加陳醋而不加酒。

【方解】 複方骨碎補粉中諸藥具在祛風勝濕，通經活絡、溫經理氣的作用。其中骨碎補可補腎、接骨、活血，可用於風濕日久、肝腎虛弱、腰膝酸痛、步履乏力之症，以此爲方中主藥。治療骨質增生病是有的放矢，符合骨質增生的發病機制的。在使用時，配以酒、醋，借助熱力的作用，目的是加強局部的微血管擴張，使皮膚腠理的開通，促使藥物滲透和組織對藥物的吸收。而醋可軟化骨刺，增強治療效果。

【注意】　在使用時要掌握好溫度，以患者能忍受而又不燙傷局部皮膚爲度，溫度不夠則療效不佳。

【療效】　使用本方並配合內服骨質增生丸，治療骨質增生症八十例，治癒和顯效者七十一例，有效者七例，總有效率爲九七・五%。

【來源】　《廣西中醫藥》一九八七年第二期。

骨增熱敷散

【組成】　紅花十五克　草烏十五克　白芷二十克　細辛十克　威靈仙三十克　生南星二十克　透骨草十二克　羌活三十克　獨活三十克　白芥子二十克　木瓜三十克　川斷二十克　牛膝二十克　藤黃六克。

【用法】　將上述藥物研細過篩（加入適量麝香），加醋拌成泥，用紗布包裹敷於患處（根據患部大小適量用藥），然後用熱水袋放於紗布上，以助藥力向肌骨之間滲透，一般藥熱度可保持三十～九十分鐘，待熱力消退，即可取下藥泥，每日一次，三十天爲一療程。

【功效】　溫經散寒，除痹止痛。

【主治】骨質增生症。

【方解】略。

【療效】治療骨質增生症三十四例，痊癒十八例，顯效六例，有效七例，無效三例，總有效率為九一・一％。

【來源】《中醫研究》一九九一年第九期。

第六章　其它用方

藥錘方

【組成】　威靈仙二百克　當歸　紅花　肉桂　生川烏　生草烏各一〇〇克　制馬錢子　樟腦各一百五十克　二甲基亞碸四百ml七五%　乙醇三千三百ml。

【製法】　先將前七味藥物研爲細末，第一次加乙醇二千ml浸泡七天以上，每天震搖一次，濾出醇液。藥液再加乙醇一千三百ml，調pH值爲四，浸泡五天，加壓擠盡醇液，淨置一天，濾取清液。加樟腦溶解後，再加二甲基亞碸液即成。

【用法】　用4×11公分的軟質木做錘頭，一頭爲平面，一頭爲鈍尖型，磨光即可。再以2×3公分的圓棍做錘柄，錘柄楔入錘頭六・五公分處釘好粘牢即可。用時塗藥液於痛點，再用木錘錘擊。錘尖垂直向下，從中心開始，逐漸擴展爲二～四公分。每處錘擊一～二分鐘，每分鐘錘擊一〇〇次左右，以患者感到疼痛而又能耐受爲度。每天一次，十次爲一療程。

【功效】　溫經散寒，祛瘀通絡，除痹止痛。

【主治】 骨質增生症。

【方解】 川烏、草烏、肉桂、馬錢子能溫經散寒，除痹止痛。因川烏、草烏、馬錢子具有麻醉鎮痛作用，故多用於治療肢體頑固性的痹痛。威靈仙行經絡之氣，散風邪，除痹痛。當歸、紅花活血祛瘀，通經活絡。祛瘀可生新，改善局部血運和新陳代謝，通絡可加速經絡寒濕之邪驅出體外。用酒浸泡，則藥借酒的走而不守，即擴張血管的作用，更好地發揮藥效。錘擊即使病變局部在外力的刺激下，擴張微血管，腠理開通，充分地吸收塗敷於皮膚上的藥液。同時改變了局部的血液循環，通經活絡，促進水腫炎症的吸收消散，使疼痛解除。因局部血運改善有利於病變組織的修復。

【療效】 治療頸椎、腰椎、膝關節骨質增生症二百多例，有較好的療效。

【來源】 《遼寧中醫雜誌》一九八九年第十一期。

藥枕方

【組成】 當歸、羌活、藁木、制川烏、黑附片、川芎、赤芍、紅花、廣地龍、廣血竭、菖蒲、燈心、細辛、桂枝、紫丹參、防風、萊菔子、威靈仙、乳香、沒藥、冰片。

【製法】 上藥去梗與節，研成粗末，塡入枕袋中製成藥枕。

【用法】睡眠時將藥枕置於頸下作枕用，每天枕用不少於六小時，連用三～六個月。

【功效】理氣活血，消腫定痛，活經祛風，怡神醒腦。

【主治】頸椎病。

【方解】本方用祛風除痹、理氣活血、祛瘀通絡、散寒除濕、行氣通經及清心開竅等藥物組成。製成藥枕後供患者枕用，實乃是局部用藥。使藥物與患者局部長期接觸，藥力通過皮膚吸收，直透筋骨。可加速局部血液循環，緩解肌肉疲勞和痙攣，因而使疼痛消除。

【療效】治療二百七十九例，痊癒九十一例，顯效八十二例，好轉九十一例，無效十五例。總有效率爲九四·六二％。

【來源】《中醫雜誌》一九八九年第五期。

竹管方

【組成】艾葉、防風、杜仲、麻黃、木瓜、川椒、穿山甲、土鱉蟲、羌活、蒼朮、獨活、蘇木、紅花、桃仁、透骨草、千年健、海桐皮各十克　乳香、沒藥各五克。

【製法】 上藥用布包好，放鍋內水煎備用。

【用法】 將加工成大小不等口徑的醫療用竹管，放在煮沸的藥水鍋內，使竹管溫度迅速上升，符二～三分鐘取出，把管內的藥水甩淨，但仍充滿藥氣，然後迅速地放在患者的體表部位或穴位上。由於氣體的熱脹冷縮作用，使竹管腔內很快產生負壓，將竹管牢固地吸在皮膚上。待七～八分鐘後，將竹管取下，皮膚局部出現瘀血或充血紅潤，以達到治療要求。

【功效】 祛風除濕，活血通絡，除痹止痛。

【主治】 各種類型頸椎病。

【方解】 本方中防風、羌活、蒼朮、獨活、透骨草、千年健，海桐皮可祛風勝濕，散寒通絡、除痹，多用於治療風寒濕痹所致之疼痛。艾葉、麻黃、川椒可溫經散寒，溫經通絡。木瓜舒筋除濕，通絡治痹。穿山甲、土鱉蟲走竄穿透，可搜剔經絡之頑痹，散瘀通絡止痛。紅花、桃仁、蘇木、乳香、沒藥活血祛瘀，通經活絡，使經絡氣血暢行，改善局部血液循環，有利病變部位組織的恢復。其使用方法有拔火罐和藥物局部治療的雙重作用，可增強治療效果。

【療效】 治療頸椎病五十例，基本治癒三十五例，獲得顯著效果和有效的十三例，無效二例，總有效率爲九六%。

【來源】《天津中醫》一九八五年第三期。

穴位埋藥法

【組成】麝香。

【用法】在頸部痛點或具有放射性壓痛點的部位即痛穴進行常規消毒後，用消毒尖刀做橫行切口，長約一～一．五公分。切開皮膚至皮下淺筋膜。然後，將麝香原生藥埋入。一處用五十～七十五mg，一次埋一～二處。不需縫合，外蓋敷料，每七～十天埋藥一次，二～三次爲一療程。

【功效】散瘀、通絡、止痛。

【主治】頸椎病。

【方解】麝香開竅、辟穢、通絡、散瘀。使凝滯之氣血消散，閉塞之脈絡通暢。原生藥有抑菌作用，刀口不會感染。

【療效】治五十五例，治癒三十例，好轉十九例，無變化六例，總有效率爲九十％。

【來源】《中醫藥信息》一九八九年第五期。

祛痹活血化骨丹

【組成】 紅花、當歸、赤芍、乳香、沒藥、川烏、草烏、生薑、杜仲、寸雲、元胡、血藤、三七、狗骨、故紙、穿山龍二百五十克 血竭、細辛、炙馬錢子、冰片、薄荷各二十五克。

【製法】 上藥用七五%的酒精五千ml浸泡一週後備用。

【用法】 在病變椎體疼痛敏感及同側夾脊穴，以十五度~四十五度角斜刺進針達骨質。根據中醫辨症，採用補法或瀉法，留針十五分鐘後起針，在進針部位及病變部，敷上浸泡於祛痹活血化骨丹浸劑藥液的棉紗藥墊，在藥墊上放一引火捻，點燃後扣罐，留罐十五~二十分鐘後起罐，拿下藥墊，一日一次，三十次爲一療程。

【功效】 活血通經，除痹止痛。

【主治】 胸腰椎骨質增生症。

【方解】 骨質增生症是一種慢性疾病，往往病程較長，久痛則入絡，增生的骨刺亦可引起局部組織的受壓。使局部循環障礙。因此，治療時要活血通絡，祛瘀生新，除痹止痛。所以本方選用了大量的祛瘀活血通絡的藥物，如紅花、當歸、赤芍、乳香、沒藥、血竭、三七、元胡、血藤等。同時骨質增生症患者往往合併有風寒濕痹，或因風寒濕的侵襲而誘發疼痛。在治療時必須要袪風除濕，溫經散寒，除痹止痛。因此，方中選用了川烏、草烏、穿山龍、細辛、馬錢子等治療風寒濕痹的藥物與上述活血通絡、袪瘀藥物配伍，以治其標。骨質增生產生的原因是骨組織的退化改變，由於肝腎虛衰、筋骨萎弱所致。故方中選用了補肝腎、壯筋骨的杜仲、寸雲、狗骨、故紙等以治其本。生薑可溫經散寒，除在表之寒濕痹痛。冰片、薄荷氣味芳香，善走竄，可使肌腠開通，促進藥物的滲透吸收。引導諸藥達病所。

本方的使用方法吸取了針刺和拔火罐的優點，將針、罐、藥三者結合爲一個整體，因此功專而宏，奏效快捷。

【療效】　治療胸腰椎骨質增生症一百例，顯效四十例，有效五十五例，無效五例，總有效率爲九五％。

【來源】　《骨質增生症》黑龍江科學技術出版社出版　一九八二年十月。

11. 性格測驗⑪ 敲開內心玄機　淺野八郎著　140元
12. 性格測驗⑫ 透視你的未來　淺野八郎著　160元
13. 血型與你的一生　淺野八郎著　160元
14. 趣味推理遊戲　淺野八郎著　160元
15. 行為語言解析　淺野八郎著　160元

·婦 幼 天 地· 電腦編號 16

1. 八萬人減肥成果　黃靜香譯　180元
2. 三分鐘減肥體操　楊鴻儒譯　150元
3. 窈窕淑女美髮秘訣　柯素娥譯　130元
4. 使妳更迷人　成　玉譯　130元
5. 女性的更年期　官舒妍編譯　160元
6. 胎內育兒法　李玉瓊編譯　150元
7. 早產兒袋鼠式護理　唐岱蘭譯　200元
8. 初次懷孕與生產　婦幼天地編譯組　180元
9. 初次育兒12個月　婦幼天地編譯組　180元
10. 斷乳食與幼兒食　婦幼天地編譯組　180元
11. 培養幼兒能力與性向　婦幼天地編譯組　180元
12. 培養幼兒創造力的玩具與遊戲　婦幼天地編譯組　180元
13. 幼兒的症狀與疾病　婦幼天地編譯組　180元
14. 腿部苗條健美法　婦幼天地編譯組　180元
15. 女性腰痛別忽視　婦幼天地編譯組　150元
16. 舒展身心體操術　李玉瓊編譯　130元
17. 三分鐘臉部體操　趙薇妮著　160元
18. 生動的笑容表情術　趙薇妮著　160元
19. 心曠神怡減肥法　川津祐介著　130元
20. 內衣使妳更美麗　陳玄茹譯　130元
21. 瑜伽美姿美容　黃靜香編著　180元
22. 高雅女性裝扮學　陳珮玲譯　180元
23. 蠶糞肌膚美顏法　坂梨秀子著　160元
24. 認識妳的身體　李玉瓊譯　160元
25. 產後恢復苗條體態　居理安·芙萊喬著　200元
26. 正確護髮美容法　山崎伊久江著　180元
27. 安琪拉美姿養生學　安琪拉蘭斯博瑞著　180元
28. 女體性醫學剖析　增田豐著　220元
29. 懷孕與生產剖析　岡部綾子著　180元
30. 斷奶後的健康育兒　東城百合子著　220元
31. 引出孩子幹勁的責罵藝術　多湖輝著　170元
32. 培養孩子獨立的藝術　多湖輝著　170元
33. 子宮肌瘤與卵巢囊腫　陳秀琳編著　180元
34. 下半身減肥法　納他夏·史達賓著　180元
35. 女性自然美容法　吳雅菁編著　180元
36. 再也不發胖　池園悅太郎著　170元

37. 生男生女控制術	中垣勝裕著	220 元
38. 使妳的肌膚更亮麗	楊　皓編著	170 元
39. 臉部輪廓變美	芝崎義夫著	180 元
40. 斑點、皺紋自己治療	高須克彌著	180 元
41. 面皰自己治療	伊藤雄康著	180 元
42. 隨心所欲瘦身冥想法	原久子著	180 元
43. 胎兒革命	鈴木丈織著	180 元
44. NS 磁氣平衡法塑造窈窕奇蹟	古屋和江著	180 元
45. 享瘦從腳開始	山田陽子著	180 元
46. 小改變瘦 4 公斤	宮本裕子著	180 元
47. 軟管減肥瘦身	高橋輝男著	180 元
48. 海藻精神秘美容法	劉名揚編著	180 元
49. 肌膚保養與脫毛	鈴木真理著	180 元
50. 10 天減肥 3 公斤	彤雲編輯組	180 元
51. 穿出自己的品味	西村玲子著	220 元

·青春天地·電腦編號 17

1. A 血型與星座	柯素娥編譯	160 元
2. B 血型與星座	柯素娥編譯	160 元
3. O 血型與星座	柯素娥編譯	160 元
4. AB 血型與星座	柯素娥編譯	120 元
5. 青春期性教室	呂貴嵐編譯	130 元
6. 事半功倍讀書法	王毅希編譯	150 元
7. 難解數學破題	宋釗宜編譯	130 元
9. 小論文寫作秘訣	林顯茂編譯	120 元
11. 中學生野外遊戲	熊谷康編著	120 元
12. 恐怖極短篇	柯素娥編譯	130 元
13. 恐怖夜話	小毛驢編譯	130 元
14. 恐怖幽默短篇	小毛驢編譯	120 元
15. 黑色幽默短篇	小毛驢編譯	120 元
16. 靈異怪談	小毛驢編譯	130 元
17. 錯覺遊戲	小毛驢編著	130 元
18. 整人遊戲	小毛驢編著	150 元
19. 有趣的超常識	柯素娥編譯	130 元
20. 哦！原來如此	林慶旺編譯	130 元
21. 趣味競賽 100 種	劉名揚編譯	120 元
22. 數學謎題入門	宋釗宜編譯	150 元
23. 數學謎題解析	宋釗宜編譯	150 元
24. 透視男女心理	林慶旺編譯	120 元
25. 少女情懷的自白	李桂蘭編譯	120 元
26. 由兄弟姊妹看命運	李玉瓊編譯	130 元
27. 趣味的科學魔術	林慶旺編譯	150 元
28. 趣味的心理實驗室	李燕玲編譯	150 元

29. 愛與性心理測驗　小毛驢編譯　130元
30. 刑案推理解謎　小毛驢編譯　130元
31. 偵探常識推理　小毛驢編譯　130元
32. 偵探常識解謎　小毛驢編譯　130元
33. 偵探推理遊戲　小毛驢編譯　130元
34. 趣味的超魔術　廖玉山編著　150元
35. 趣味的珍奇發明　柯素娥編著　150元
36. 登山用具與技巧　陳瑞菊編著　150元
37. 性的漫談　蘇燕謀編著　180元
38. 無的漫談　蘇燕謀編著　180元
39. 黑色漫談　蘇燕謀編著　180元
40. 白色漫談　蘇燕謀編著　180元

·健康天地·電腦編號 18

1. 壓力的預防與治療　柯素娥編譯　130元
2. 超科學氣的魔力　柯素娥編譯　130元
3. 尿療法治病的神奇　中尾良一著　130元
4. 鐵證如山的尿療法奇蹟　廖玉山譯　120元
5. 一日斷食健康法　葉慈容編譯　150元
6. 胃部強健法　陳炳崑譯　120元
7. 癌症早期檢查法　廖松濤譯　160元
8. 老人痴呆症防止法　柯素娥編譯　130元
9. 松葉汁健康飲料　陳麗芬編譯　130元
10. 揉肚臍健康法　永井秋夫著　150元
11. 過勞死、猝死的預防　卓秀貞編譯　130元
12. 高血壓治療與飲食　藤山順豐著　150元
13. 老人看護指南　柯素娥編譯　150元
14. 美容外科淺談　楊啟宏著　150元
15. 美容外科新境界　楊啟宏著　150元
16. 鹽是天然的醫生　西英司郎著　140元
17. 年輕十歲不是夢　梁瑞麟譯　200元
18. 茶料理治百病　桑野和民著　180元
19. 綠茶治病寶典　桑野和民著　150元
20. 杜仲茶養顏減肥法　西田博著　150元
21. 蜂膠驚人療效　瀨長良三郎著　180元
22. 蜂膠治百病　瀨長良三郎著　180元
23. 醫藥與生活(一)　鄭炳全著　180元
24. 鈣長生寶典　落合敏著　180元
25. 大蒜長生寶典　木下繁太郎著　160元
26. 居家自我健康檢查　石川恭三著　160元
27. 永恆的健康人生　李秀鈴譯　200元
28. 大豆卵磷脂長生寶典　劉雪卿譯　150元
29. 芳香療法　梁艾琳譯　160元

30. 醋長生寶典	柯素娥譯	180 元
31. 從星座透視健康	席拉・吉蒂斯著	180 元
32. 愉悅自在保健學	野本二士夫著	160 元
33. 裸睡健康法	丸山淳士等著	160 元
34. 糖尿病預防與治療	藤田順豐著	180 元
35. 維他命長生寶典	菅原明子著	180 元
36. 維他命 C 新效果	鐘文訓編	150 元
37. 手、腳病理按摩	堤芳朗著	160 元
38. AIDS 瞭解與預防	彼得塔歇爾著	180 元
39. 甲殼質殼聚糖健康法	沈永嘉譯	160 元
40. 神經痛預防與治療	木下真男著	160 元
41. 室內身體鍛鍊法	陳炳崑編著	160 元
42. 吃出健康藥膳	劉大器編著	180 元
43. 自我指壓術	蘇燕謀編著	160 元
44. 紅蘿蔔汁斷食療法	李玉瓊編著	150 元
45. 洗心術健康秘法	竺翠萍編譯	170 元
46. 枇杷葉健康療法	柯素娥編譯	180 元
47. 抗衰血癒	楊啟宏著	180 元
48. 與癌搏鬥記	逸見政孝著	180 元
49. 冬蟲夏草長生寶典	高橋義博著	170 元
50. 痔瘡・大腸疾病先端療法	宮島伸宜著	180 元
51. 膠布治癒頑固慢性病	加瀨建造著	180 元
52. 芝麻神奇健康法	小林貞作著	170 元
53. 香煙能防止癡呆？	高田明和著	180 元
54. 穀菜食治癌療法	佐藤成志著	180 元
55. 貼藥健康法	松原英多著	180 元
56. 克服癌症調和道呼吸法	帶津良一著	180 元
57. B 型肝炎預防與治療	野村喜重郎著	180 元
58. 青春永駐養生導引術	早島正雄著	180 元
59. 改變呼吸法創造健康	原久子著	180 元
60. 荷爾蒙平衡養生秘訣	出村博著	180 元
61. 水美肌健康法	井戶勝富著	170 元
62. 認識食物掌握健康	廖梅珠編著	170 元
63. 痛風劇痛消除法	鈴木吉彥著	180 元
64. 酸莖菌驚人療效	上田明彥著	180 元
65. 大豆卵磷脂治現代病	神津健一著	200 元
66. 時辰療法—危險時刻凌晨 4 時	呂建強等著	180 元
67. 自然治癒力提升法	帶津良一著	180 元
68. 巧妙的氣保健法	藤平墨子著	180 元
69. 治癒 C 型肝炎	熊田博光著	180 元
70. 肝臟病預防與治療	劉名揚編著	180 元
71. 腰痛平衡療法	荒井政信著	180 元
72. 根治多汗症、狐臭	稻葉益巳著	220 元
73. 40 歲以後的骨質疏鬆症	沈永嘉譯	180 元

74. 認識中藥	松下一成著	180 元
75. 認識氣的科學	佐佐木茂美著	180 元
76. 我戰勝了癌症	安田伸著	180 元
77. 斑點是身心的危險信號	中野進著	180 元
78. 艾波拉病毒大震撼	玉川重德著	180 元
79. 重新還我黑髮	桑名隆一郎著	180 元
80. 身體節律與健康	林博史著	180 元
81. 生薑治萬病	石原結實著	180 元
82. 靈芝治百病	陳瑞東著	180 元
83. 木炭驚人的威力	大槻彰著	200 元
84. 認識活性氧	井土貴司著	180 元
85. 深海鮫治百病	廖玉山編著	180 元
86. 神奇的蜂王乳	井上丹治著	180 元
87. 卡拉 OK 健腦法	東潔著	180 元
88. 卡拉 OK 健康法	福田伴男著	180 元
89. 醫藥與生活(二)	鄭炳全著	200 元
90. 洋蔥治百病	宮尾興平著	180 元
91. 年輕 10 歲快步健康法	石塚忠雄著	180 元
92. 石榴的驚人神效	岡本順子著	180 元
93. 飲料健康法	白鳥早奈英著	180 元

・實用女性學講座・電腦編號 19

1. 解讀女性內心世界	島田一男著	150 元
2. 塑造成熟的女性	島田一男著	150 元
3. 女性整體裝扮學	黃靜香編著	180 元
4. 女性應對禮儀	黃靜香編著	180 元
5. 女性婚前必修	小野十傳著	200 元
6. 徹底瞭解女人	田口二州著	180 元
7. 拆穿女性謊言 88 招	島田一男著	200 元
8. 解讀女人心	島田一男著	200 元
9. 俘獲女性絕招	志賀貢著	200 元
10. 愛情的壓力解套	中村理英子著	200 元

・校園系列・電腦編號 20

1. 讀書集中術	多湖輝著	150 元
2. 應考的訣竅	多湖輝著	150 元
3. 輕鬆讀書贏得聯考	多湖輝著	150 元
4. 讀書記憶秘訣	多湖輝著	150 元
5. 視力恢復!超速讀術	江錦雲譯	180 元
6. 讀書 36 計	黃柏松編著	180 元
7. 驚人的速讀術	鐘文訓編著	170 元

8.	學生課業輔導良方	多湖輝著	180元
9.	超速讀超記憶法	廖松濤編著	180元
10.	速算解題技巧	宋釗宜編著	200元
11.	看圖學英文	陳炳崑編著	200元
12.	讓孩子最喜歡數學	沈永嘉譯	180元

・實用心理學講座・電腦編號 21

1.	拆穿欺騙伎倆	多湖輝著	140元
2.	創造好構想	多湖輝著	140元
3.	面對面心理術	多湖輝著	160元
4.	偽裝心理術	多湖輝著	140元
5.	透視人性弱點	多湖輝著	140元
6.	自我表現術	多湖輝著	180元
7.	不可思議的人性心理	多湖輝著	180元
8.	催眠術入門	多湖輝著	150元
9.	責罵部屬的藝術	多湖輝著	150元
10.	精神力	多湖輝著	150元
11.	厚黑說服術	多湖輝著	150元
12.	集中力	多湖輝著	150元
13.	構想力	多湖輝著	150元
14.	深層心理術	多湖輝著	160元
15.	深層語言術	多湖輝著	160元
16.	深層說服術	多湖輝著	180元
17.	掌握潛在心理	多湖輝著	160元
18.	洞悉心理陷阱	多湖輝著	180元
19.	解讀金錢心理	多湖輝著	180元
20.	拆穿語言圈套	多湖輝著	180元
21.	語言的內心玄機	多湖輝著	180元
22.	積極力	多湖輝著	180元

・超現實心理講座・電腦編號 22

1.	超意識覺醒法	詹蔚芬編譯	130元
2.	護摩秘法與人生	劉名揚編譯	130元
3.	秘法！超級仙術入門	陸明譯	150元
4.	給地球人的訊息	柯素娥編著	150元
5.	密教的神通力	劉名揚編著	130元
6.	神秘奇妙的世界	平川陽一著	180元
7.	地球文明的超革命	吳秋嬌譯	200元
8.	力量石的秘密	吳秋嬌譯	180元
9.	超能力的靈異世界	馬小莉譯	200元
10.	逃離地球毀滅的命運	吳秋嬌譯	200元

11. 宇宙與地球終結之謎	南山宏著	200元
12. 驚世奇功揭秘	傅起鳳著	200元
13. 啟發身心潛力心象訓練法	栗田昌裕著	180元
14. 仙道術遁甲法	高藤聰一郎著	220元
15. 神通力的秘密	中岡俊哉著	180元
16. 仙人成仙術	高藤聰一郎著	200元
17. 仙道符咒氣功法	高藤聰一郎著	220元
18. 仙道風水術尋龍法	高藤聰一郎著	200元
19. 仙道奇蹟超幻像	高藤聰一郎著	200元
20. 仙道鍊金術房中法	高藤聰一郎著	200元
21. 奇蹟超醫療治癒難病	深野一幸著	220元
22. 揭開月球的神秘力量	超科學研究會	180元
23. 西藏密教奧義	高藤聰一郎著	250元
24. 改變你的夢術入門	高藤聰一郎著	250元

·養 生 保 健· 電腦編號 23

1. 醫療養生氣功	黃孝寬著	250元
2. 中國氣功圖譜	余功保著	230元
3. 少林醫療氣功精粹	井玉蘭著	250元
4. 龍形實用氣功	吳大才等著	220元
5. 魚戲增視強身氣功	宮 嬰著	220元
6. 嚴新氣功	前新培金著	250元
7. 道家玄牝氣功	張 章著	200元
8. 仙家秘傳袪病功	李遠國著	160元
9. 少林十大健身功	秦慶豐著	180元
10. 中國自控氣功	張明武著	250元
11. 醫療防癌氣功	黃孝寬著	250元
12. 醫療強身氣功	黃孝寬著	250元
13. 醫療點穴氣功	黃孝寬著	250元
14. 中國八卦如意功	趙維漢著	180元
15. 正宗馬禮堂養氣功	馬禮堂著	420元
16. 秘傳道家筋經內丹功	王慶餘著	280元
17. 三元開慧功	辛桂林著	250元
18. 防癌治癌新氣功	郭 林著	180元
19. 禪定與佛家氣功修煉	劉天君著	200元
20. 顛倒之術	梅自強著	360元
21. 簡明氣功辭典	吳家駿編	360元
22. 八卦三合功	張全亮著	230元
23. 朱砂掌健身養生功	楊永著	250元
24. 抗老功	陳九鶴著	230元
25. 意氣按穴排濁自療法	黃啟運編著	250元
26. 陳式太極拳養生功	陳正雷著	200元

・社會人智囊・電腦編號 24

1.	糾紛談判術	清水增三著	160 元
2.	創造關鍵術	淺野八郎著	150 元
3.	觀人術	淺野八郎著	180 元
4.	應急詭辯術	廖英迪編著	160 元
5.	天才家學習術	木原武一著	160 元
6.	貓型狗式鑑人術	淺野八郎著	180 元
7.	逆轉運掌握術	淺野八郎著	180 元
8.	人際圓融術	澀谷昌三著	160 元
9.	解讀人心術	淺野八郎著	180 元
10.	與上司水乳交融術	秋元隆司著	180 元
11.	男女心態定律	小田晉著	180 元
12.	幽默說話術	林振輝編著	200 元
13.	人能信賴幾分	淺野八郎著	180 元
14.	我一定能成功	李玉瓊譯	180 元
15.	獻給青年的嘉言	陳蒼杰譯	180 元
16.	知人、知面、知其心	林振輝編著	180 元
17.	塑造堅強的個性	坂上肇著	180 元
18.	為自己而活	佐藤綾子著	180 元
19.	未來十年與愉快生活有約	船井幸雄著	180 元
20.	超級銷售話術	杜秀卿譯	180 元
21.	感性培育術	黃靜香編著	180 元
22.	公司新鮮人的禮儀規範	蔡媛惠譯	180 元
23.	傑出職員鍛錬術	佐佐木正著	180 元
24.	面談獲勝戰略	李芳黛譯	180 元
25.	金玉良言撼人心	森純大著	180 元
26.	男女幽默趣典	劉華亭編著	180 元
27.	機智說話術	劉華亭編著	180 元
28.	心理諮商室	柯素娥譯	180 元
29.	如何在公司崢嶸頭角	佐佐木正著	180 元
30.	機智應對術	李玉瓊編著	200 元
31.	克服低潮良方	坂野雄二著	180 元
32.	智慧型說話技巧	沈永嘉編著	180 元
33.	記憶力、集中力增進術	廖松濤編著	180 元
34.	女職員培育術	林慶旺編著	180 元
35.	自我介紹與社交禮儀	柯素娥編著	180 元
36.	積極生活創幸福	田中真澄著	180 元
37.	妙點子超構想	多湖輝著	180 元
38.	說 NO 的技巧	廖玉山編著	180 元
39.	一流說服力	李玉瓊編著	180 元
40.	般若心經成功哲學	陳鴻蘭編著	180 元
41.	訪問推銷術	黃靜香編著	180 元

42. 男性成功秘訣　陳蒼杰編著　180元
43. 笑容、人際智商　宮川澄子著　180元
44. 多湖輝的構想工作室　多湖輝著　200元

・精選系列・電腦編號 25

1. 毛澤東與鄧小平　渡邊利夫等著　280元
2. 中國大崩裂　江戶介雄著　180元
3. 台灣・亞洲奇蹟　上村幸治著　220元
4. 7-ELEVEN 高盈收策略　國友隆一著　180元
5. 台灣獨立（新・中國日本戰爭一）　森詠著　200元
6. 迷失中國的末路　江戶雄介著　220元
7. 2000年5月全世界毀滅　紫藤甲子男著　180元
8. 失去鄧小平的中國　小島朋之著　220元
9. 世界史爭議性異人傳　桐生操著　200元
10. 淨化心靈享人生　松濤弘道著　220元
11. 人生心情診斷　賴藤和寬著　220元
12. 中美大決戰　檜山良昭著　220元
13. 黃昏帝國美國　莊雯琳譯　220元
14. 兩岸衝突（新・中國日本戰爭二）　森詠著　220元
15. 封鎖台灣（新・中國日本戰爭三）　森詠著　220元
16. 中國分裂（新・中國日本戰爭四）　森詠著　220元
17. 由女變男的我　虎井正衛著　200元
18. 佛學的安心立命　松濤弘道著　220元

・運動遊戲・電腦編號 26

1. 雙人運動　李玉瓊譯　160元
2. 愉快的跳繩運動　廖玉山譯　180元
3. 運動會項目精選　王佑京譯　150元
4. 肋木運動　廖玉山譯　150元
5. 測力運動　王佑宗譯　150元
6. 游泳入門　唐桂萍編著　200元

・休閒娛樂・電腦編號 27

1. 海水魚飼養法　田中智浩著　300元
2. 金魚飼養法　曾雪玫譯　250元
3. 熱門海水魚　毛利匡明著　480元
4. 愛犬的教養與訓練　池田好雄著　250元
5. 狗教養與疾病　杉浦哲著　220元
6. 小動物養育技巧　三上昇著　300元
20. 園藝植物管理　船越亮二著　220元

・銀髮族智慧學・電腦編號 28

1. 銀髮六十樂逍遙　多湖輝著　170 元
2. 人生六十反年輕　多湖輝著　170 元
3. 六十歲的決斷　多湖輝著　170 元
4. 銀髮族健身指南　孫瑞台編著　250 元

・飲食保健・電腦編號 29

1. 自己製作健康茶　大海淳著　220 元
2. 好吃、具藥效茶料理　德永睦子著　220 元
3. 改善慢性病健康藥草茶　吳秋嬌譯　200 元
4. 藥酒與健康果菜汁　成玉編著　250 元
5. 家庭保健養生湯　馬汴梁編著　220 元
6. 降低膽固醇的飲食　早川和志著　200 元
7. 女性癌症的飲食　女子營養大學　280 元
8. 痛風者的飲食　女子營養大學　280 元
9. 貧血者的飲食　女子營養大學　280 元
10. 高脂血症者的飲食　女子營養大學　280 元
11. 男性癌症的飲食　女子營養大學　280 元
12. 過敏者的飲食　女子營養大學　280 元
13. 心臟病的飲食　女子營養大學　280 元
14. 滋陰壯陽的飲食　王增著　220 元

・家庭醫學保健・電腦編號 30

1. 女性醫學大全　雨森良彥著　380 元
2. 初為人父育兒寶典　小瀧周曹著　220 元
3. 性活力強健法　相建華著　220 元
4. 30 歲以上的懷孕與生產　李芳黛編著　220 元
5. 舒適的女性更年期　野末悅子著　200 元
6. 夫妻前戲的技巧　笠井寬司著　200 元
7. 病理足穴按摩　金慧明著　220 元
8. 爸爸的更年期　河野孝旺著　200 元
9. 橡皮帶健康法　山田晶著　180 元
10. 三十三天健美減肥　相建華等著　180 元
11. 男性健美入門　孫玉祿編著　180 元
12. 強化肝臟秘訣　主婦の友社編　200 元
13. 了解藥物副作用　張果馨譯　200 元
14. 女性醫學小百科　松山榮吉著　200 元
15. 左轉健康法　龜田修等著　200 元
16. 實用天然藥物　鄭炳全編著　260 元
17. 神秘無痛平衡療法　林宗駛著　180 元

18. 膝蓋健康法	張果馨譯	180 元
19. 針灸治百病	葛書翰著	250 元
20. 異位性皮膚炎治癒法	吳秋嬌譯	220 元
21. 禿髮白髮預防與治療	陳炳崑編著	180 元
22. 埃及皇宮菜健康法	飯森薰著	200 元
23. 肝臟病安心治療	上野幸久著	220 元
24. 耳穴治百病	陳抗美等著	250 元
25. 高效果指壓法	五十嵐康彥著	200 元
26. 瘦水、胖水	鈴木園子著	200 元
27. 手針新療法	朱振華著	200 元
28. 香港腳預防與治療	劉小惠譯	200 元
29. 智慧飲食吃出健康	柯富陽編著	200 元
30. 牙齒保健法	廖玉山編著	200 元
31. 恢復元氣養生食	張果馨譯	200 元
32. 特效推拿按摩術	李玉田著	200 元
33. 一週一次健康法	若狹真著	200 元
34. 家常科學膳食	大塚滋著	220 元
35. 夫妻們關心的男性不孕	原利夫著	220 元
36. 自我瘦身美容	馬野詠子著	200 元
37. 魔法姿勢益健康	五十嵐康彥著	200 元
38. 眼病錘療法	馬栩周著	200 元
39. 預防骨質疏鬆症	藤田拓男著	200 元
40. 骨質增生效驗方	李吉茂編著	250 元
41. 蕺菜健康法	小林正夫著	200 元
42. 赧於啟齒的男性煩惱	增田豐著	220 元
43. 簡易自我健康檢查	稻葉允著	250 元
44. 實用花草健康法	友田純子著	200 元
45. 神奇的手掌療法	日比野喬著	230 元
46. 家庭式三大穴道療法	刑部忠和著	200 元
47. 子宮癌、卵巢癌	岡島弘幸著	220 元

・超經營新智慧・電腦編號 31

1. 躍動的國家越南	林雅倩譯	250 元
2. 甦醒的小龍菲律賓	林雅倩譯	220 元
3. 中國的危機與商機	中江要介著	250 元
4. 在印度的成功智慧	山內利男著	220 元
5. 7-ELEVEN 大革命	村上豐道著	200 元
6. 業務員成功秘方	呂育清編著	200 元

・心 靈 雅 集・電腦編號 00

1. 禪言佛語看人生	松濤弘道著	180 元

2. 禪密教的奧秘	葉逯謙譯	120元
3. 觀音大法力	田口日勝著	120元
4. 觀音法力的大功德	田口日勝著	120元
5. 達摩禪106智慧	劉華亭編譯	220元
6. 有趣的佛教研究	葉逯謙編譯	170元
7. 夢的開運法	蕭京凌譯	130元
8. 禪學智慧	柯素娥編譯	130元
9. 女性佛教入門	許俐萍譯	110元
10. 佛像小百科	心靈雅集編譯組	130元
11. 佛教小百科趣談	心靈雅集編譯組	120元
12. 佛教小百科漫談	心靈雅集編譯組	150元
13. 佛教知識小百科	心靈雅集編譯組	150元
14. 佛學名言智慧	松濤弘道著	220元
15. 釋迦名言智慧	松濤弘道著	220元
16. 活人禪	平田精耕著	120元
17. 坐禪入門	柯素娥編譯	150元
18. 現代禪悟	柯素娥編譯	130元
19. 道元禪師語錄	心靈雅集編譯組	130元
20. 佛學經典指南	心靈雅集編譯組	130元
21. 何謂「生」阿含經	心靈雅集編譯組	150元
22. 一切皆空　般若心經	心靈雅集編譯組	180元
23. 超越迷惘　法句經	心靈雅集編譯組	130元
24. 開拓宇宙觀　華嚴經	心靈雅集編譯組	180元
25. 真實之道　法華經	心靈雅集編譯組	130元
26. 自由自在　涅槃經	心靈雅集編譯組	130元
27. 沈默的教示　維摩經	心靈雅集編譯組	150元
28. 開通心眼　佛語佛戒	心靈雅集編譯組	130元
29. 揭秘寶庫　密教經典	心靈雅集編譯組	180元
30. 坐禪與養生	廖松濤譯	110元
31. 釋尊十戒	柯素娥編譯	120元
32. 佛法與神通	劉欣如編著	120元
33. 悟（正法眼藏的世界）	柯素娥編譯	120元
34. 只管打坐	劉欣如編著	120元
35. 喬答摩・佛陀傳	劉欣如編著	120元
36. 唐玄奘留學記	劉欣如編著	120元
37. 佛教的人生觀	劉欣如編譯	110元
38. 無門關(上卷)	心靈雅集編譯組	150元
39. 無門關(下卷)	心靈雅集編譯組	150元
40. 業的思想	劉欣如編著	130元
41. 佛法難學嗎	劉欣如著	140元
42. 佛法實用嗎	劉欣如著	140元
43. 佛法殊勝嗎	劉欣如著	140元
44. 因果報應法則	李常傳編	180元
45. 佛教醫學的奧秘	劉欣如編著	150元

46. 紅塵絕唱	海　若著	130元
47. 佛教生活風情	洪丕謨、姜玉珍著	220元
48. 行住坐臥有佛法	劉欣如著	160元
49. 起心動念是佛法	劉欣如著	160元
50. 四字禪語	曹洞宗青年會	200元
51. 妙法蓮華經	劉欣如編著	160元
52. 根本佛教與大乘佛教	葉作森編	180元
53. 大乘佛經	定方晟著	180元
54. 須彌山與極樂世界	定方晟著	180元
55. 阿闍世的悟道	定方晟著	180元
56. 金剛經的生活智慧	劉欣如著	180元
57. 佛教與儒教	劉欣如編譯	180元
58. 佛教史入門	劉欣如編譯	180元
59. 印度佛教思想史	劉欣如編譯	200元
60. 佛教與女姓	劉欣如編譯	180元
61. 禪與人生	洪丕謨主編	260元

・經營管理・電腦編號 01

◎ 創新經營管理六十六大計(精)	蔡弘文編	780元
1. 如何獲取生意情報	蘇燕謀譯	110元
2. 經濟常識問答	蘇燕謀譯	130元
4. 台灣商戰風雲錄	陳中雄著	120元
5. 推銷大王秘錄	原一平著	180元
6. 新創意・賺大錢	王家成譯	90元
7. 工廠管理新手法	琪　輝著	120元
10. 美國實業 24 小時	柯順隆譯	80元
11. 撼動人心的推銷法	原一平著	150元
12. 高竿經營法	蔡弘文編	120元
13. 如何掌握顧客	柯順隆譯	150元
17. 一流的管理	蔡弘文編	150元
18. 外國人看中韓經濟	劉華亭譯	150元
20. 突破商場人際學	林振輝編著	90元
22. 如何使女人打開錢包	林振輝編著	100元
24. 小公司經營策略	王嘉誠著	160元
25. 成功的會議技巧	鐘文訓編譯	100元
26. 新時代老闆學	黃柏松編著	100元
27. 如何創造商場智囊團	林振輝編譯	150元
28. 十分鐘推銷術	林振輝編譯	180元
29. 五分鐘育才	黃柏松編譯	100元
33. 自我經濟學	廖松濤編譯	100元
34. 一流的經營	陶田生編著	120元
35. 女性職員管理術	王昭國編譯	120元
36. ＩＢＭ的人事管理	鐘文訓編譯	150元

37. 現代電腦常識　王昭國編譯　150元
38. 電腦管理的危機　鐘文訓編譯　120元
39. 如何發揮廣告效果　王昭國編譯　150元
40. 最新管理技巧　王昭國編譯　150元
41. 一流推銷術　廖松濤編譯　150元
42. 包裝與促銷技巧　王昭國編譯　130元
43. 企業王國指揮塔　松下幸之助著　120元
44. 企業精銳兵團　松下幸之助著　120元
45. 企業人事管理　松下幸之助著　100元
46. 華僑經商致富術　廖松濤編譯　130元
47. 豐田式銷售技巧　廖松濤編譯　180元
48. 如何掌握銷售技巧　王昭國編著　130元
50. 洞燭機先的經營　鐘文訓編譯　150元
52. 新世紀的服務業　鐘文訓編譯　100元
53. 成功的領導者　廖松濤編譯　120元
54. 女推銷員成功術　李玉瓊編譯　130元
55. ＩＢＭ人才培育術　鐘文訓編譯　100元
56. 企業人自我突破法　黃琪輝編著　150元
58. 財富開發術　蔡弘文編著　130元
59. 成功的店舖設計　鐘文訓編著　150元
61. 企管回春法　蔡弘文編著　130元
62. 小企業經營指南　鐘文訓編譯　100元
63. 商場致勝名言　鐘文訓編譯　150元
64. 迎接商業新時代　廖松濤編譯　100元
66. 新手股票投資入門　何朝乾編著　200元
67. 上揚股與下跌股　何朝乾編譯　180元
68. 股票速成學　何朝乾編譯　200元
69. 理財與股票投資策略　黃俊豪編著　180元
70. 黃金投資策略　黃俊豪編著　180元
71. 厚黑管理學　廖松濤編譯　180元
72. 股市致勝格言　呂梅莎編譯　180元
73. 透視西武集團　林谷燁編譯　150元
76. 巡迴行銷術　陳蒼杰譯　150元
77. 推銷的魔術　王嘉誠譯　120元
78. 60秒指導部屬　周蓮芬編譯　150元
79. 精銳女推銷員特訓　李玉瓊編譯　130元
80. 企劃、提案、報告圖表的技巧　鄭汶譯　180元
81. 海外不動產投資　許達守編譯　150元
82. 八百伴的世界策略　李玉瓊譯　150元
83. 服務業品質管理　吳宜芬譯　180元
84. 零庫存銷售　黃東謙編譯　150元
85. 三分鐘推銷管理　劉名揚編譯　150元
86. 推銷大王奮鬥史　原一平著　150元
87. 豐田汽車的生產管理　林谷燁編譯　150元

・成 功 寶 庫・電腦編號 02

1.	上班族交際術	江森滋著	100 元
2.	拍馬屁訣竅	廖玉山編譯	110 元
4.	聽話的藝術	歐陽輝編譯	110 元
9.	求職轉業成功術	陳義編著	110 元
10.	上班族禮儀	廖玉山編著	120 元
11.	接近心理學	李玉瓊編著	100 元
12.	創造自信的新人生	廖松濤編著	120 元
15.	神奇瞬間瞑想法	廖松濤編譯	100 元
16.	人生成功之鑰	楊意苓編著	150 元
19.	給企業人的諍言	鐘文訓編著	120 元
20.	企業家自律訓練法	陳義編譯	100 元
21.	上班族妖怪學	廖松濤編著	100 元
22.	猶太人縱橫世界的奇蹟	孟佑政編著	110 元
25.	你是上班族中強者	嚴思圖編著	100 元
30.	成功頓悟 100 則	蕭京凌編譯	130 元
32.	知性幽默	李玉瓊編譯	130 元
33.	熟記對方絕招	黃靜香編譯	100 元
37.	察言觀色的技巧	劉華亭編著	180 元
38.	一流領導力	施義彥編譯	120 元
40.	30 秒鐘推銷術	廖松濤編譯	150 元
41.	猶太成功商法	周蓮芬編譯	120 元
42.	尖端時代行銷策略	陳蒼杰編著	100 元
43.	顧客管理學	廖松濤編著	100 元
44.	如何使對方說 Yes	程羲編著	150 元
47.	上班族口才學	楊鴻儒譯	120 元
48.	上班族新鮮人須知	程羲編著	120 元
49.	如何左右逢源	程羲編著	130 元
50.	語言的心理戰	多湖輝著	130 元
55.	性惡企業管理學	陳蒼杰譯	130 元
56.	自我啟發 200 招	楊鴻儒編著	150 元
57.	做個傑出女職員	劉名揚編著	130 元
58.	靈活的集團營運術	楊鴻儒編著	120 元
60.	個案研究活用法	楊鴻儒編著	130 元
61.	企業教育訓練遊戲	楊鴻儒編著	120 元
62.	管理者的智慧	程義編譯	130 元
63.	做個佼佼管理者	馬筱莉編譯	130 元
67.	活用禪學於企業	柯素娥編譯	130 元
69.	幽默詭辯術	廖玉山編譯	150 元
70.	拿破崙智慧箴言	柯素娥編譯	130 元
71.	自我培育・超越	蕭京凌編譯	150 元
74.	時間即一切	沈永嘉編譯	130 元

75. 自我脫胎換骨	柯素娥譯	150元
76. 贏在起跑點 人才培育鐵則	楊鴻儒編譯	150元
77. 做一枚活棋	李玉瓊編譯	130元
78. 面試成功戰略	柯素娥編譯	130元
81. 瞬間攻破心防法	廖玉山編譯	120元
82. 改變一生的名言	李玉瓊編譯	130元
83. 性格性向創前程	楊鴻儒編譯	130元
84. 訪問行銷新竅門	廖玉山編譯	150元
85. 無所不達的推銷話術	李玉瓊編譯	150元

・處 世 智 慧・電腦編號 03

1. 如何改變你自己	陸明編譯	120元
6. 靈感成功術	譚繼山編譯	80元
8. 扭轉一生的五分鐘	黃柏松編譯	100元
10. 現代人的詭計	林振輝譯	100元
13. 口才必勝術	黃柏松編譯	120元
14. 女性的智慧	譚繼山編譯	90元
16. 人生的體驗	陸明編譯	80元
18. 幽默吹牛術	金子登著	90元
19. 攻心說服術	多湖輝著	100元
24. 慧心良言	亦奇著	80元
25. 名家慧語	蔡逸鴻主編	90元
28. 如何發揮你的潛能	陸明編譯	90元
29. 女人身態語言學	李常傳譯	130元
30. 摸透女人心	張文志譯	90元
32. 給女人的悄悄話	妮倩編譯	90元
34. 如何開拓快樂人生	陸明編譯	90元
36. 成功的捷徑	鐘文訓譯	70元
37. 幽默逗笑術	林振輝著	120元
38. 活用血型讀書法	陳炳崑譯	80元
39. 心　燈	葉于模著	100元
40. 當心受騙	林顯茂譯	90元
41. 心・體・命運	蘇燕謀譯	70元
43. 宮本武藏五輪書金言錄	宮本武藏著	100元
47. 成熟的愛	林振輝譯	120元
48. 現代女性駕馭術	蔡德華著	90元
49. 禁忌遊戲	酒井潔著	90元
52. 摸透男人心	劉華亭編譯	80元
53. 如何達成願望	謝世輝著	90元
54. 創造奇蹟的「想念法」	謝世輝著	90元
55. 創造成功奇蹟	謝世輝著	90元
57. 幻想與成功	廖松濤譯	80元
58. 反派角色的啟示	廖松濤編譯	70元

59. 現代女性須知	劉華亭編著	75元
62. 如何突破內向	姜倩怡編譯	110元
64. 讀心術入門	王家成編譯	100元
65. 如何解除內心壓力	林美羽編著	110元
66. 取信於人的技巧	多湖輝著	110元
68. 自我能力的開拓	卓一凡編著	110元
70. 縱橫交涉術	嚴思圖編著	90元
71. 如何培養妳的魅力	劉文珊編著	90元
75. 個性膽怯者的成功術	廖松濤編譯	100元
76. 人性的光輝	文可式編著	90元
79. 培養靈敏頭腦秘訣	廖玉山編著	90元
80. 夜晚心理術	鄭秀美編譯	80元
81. 如何做個成熟的女性	李玉瓊編著	80元
82. 現代女性成功術	劉文珊編著	90元
83. 成功說話技巧	梁惠珠編譯	100元
84. 人生的真諦	鐘文訓編譯	100元
85. 妳是人見人愛的女孩	廖松濤編著	120元
87. 指尖・頭腦體操	蕭京凌編譯	90元
88. 電話應對禮儀	蕭京凌編著	120元
89. 自我表現的威力	廖松濤編譯	100元
90. 名人名語啟示錄	喬家楓編著	100元
91. 男與女的哲思	程鐘梅編譯	110元
92. 靈思慧語	牧風著	110元
93. 心靈夜語	牧風著	100元
94. 激盪腦力訓練	廖松濤編譯	100元
95. 三分鐘頭腦活性法	廖玉山編譯	110元
96. 星期一的智慧	廖玉山編譯	100元
97. 溝通說服術	賴文琇編譯	100元

・健康與美容・電腦編號04

3. 媚酒傳(中國王朝秘酒)	陸明主編	120元
5. 中國回春健康術	蔡一藩著	100元
6. 奇蹟的斷食療法	蘇燕謀譯	130元
8. 健美食物法	陳炳崑譯	120元
9. 驚異的漢方療法	唐龍編著	90元
10. 不老強精食	唐龍編著	100元
12. 五分鐘跳繩健身法	蘇明達譯	100元
13. 睡眠健康法	王家成譯	80元
14. 你就是名醫	張芳明譯	90元
19. 釋迦長壽健康法	譚繼山譯	90元
20. 腳部按摩健康法	譚繼山譯	120元
21. 自律健康法	蘇明達譯	90元
23. 身心保健座右銘	張仁福著	160元

24.腦中風家庭看護與運動治療	林振輝譯	100元
25.秘傳醫學人相術	成玉主編	120元
26.導引術入門(1)治療慢性病	成玉主編	110元
27.導引術入門(2)健康・美容	成玉主編	110元
28.導引術入門(3)身心健康法	成玉主編	110元
29.妙用靈藥・蘆薈	李常傳譯	150元
30.萬病回春百科	吳通華著	150元
31.初次懷孕的10個月	成玉編譯	130元
32.中國秘傳氣功治百病	陳炳崑編譯	130元
35.仙人長生不老學	陸明編譯	100元
36.釋迦秘傳米粒刺激法	鐘文訓譯	120元
37.痔・治療與預防	陸明編譯	130元
38.自我防身絕技	陳炳崑編譯	120元
39.運動不足時疲勞消除法	廖松濤譯	110元
40.三溫暖健康法	鐘文訓編譯	90元
43.維他命與健康	鐘文訓譯	150元
45.森林浴一綠的健康法	劉華亭編譯	80元
47.導引術入門(4)酒浴健康法	成玉主編	90元
48.導引術入門(5)不老回春法	成玉主編	90元
49.山白竹(劍竹)健康法	鐘文訓譯	90元
50.解救你的心臟	鐘文訓編譯	100元
52.超人氣功法	陸明編譯	110元
54.借力的奇蹟(1)	力拔山著	100元
55.借力的奇蹟(2)	力拔山著	100元
56.五分鐘小睡健康法	呂添發撰	120元
59.艾草健康法	張汝明編譯	90元
60.一分鐘健康診斷	蕭京凌編譯	90元
61.念術入門	黃靜香編譯	90元
62.念術健康法	黃靜香編譯	90元
63.健身回春法	梁惠珠編譯	100元
64.姿勢養生法	黃秀娟編譯	90元
65.仙人瞑想法	鐘文訓譯	120元
66.人蔘的神效	林慶旺譯	100元
67.奇穴治百病	吳通華著	120元
68.中國傳統健康法	靳海東著	100元
71.酵素健康法	楊皓編譯	120元
73.腰痛預防與治療	五味雅吉著	130元
74.如何預防心臟病・腦中風	譚定長等著	100元
75.少女的生理秘密	蕭京凌譯	120元
76.頭部按摩與針灸	楊鴻儒譯	100元
77.雙極療術入門	林聖道著	100元
78.氣功自療法	梁景蓮著	120元
79.大蒜健康法	李玉瓊編譯	120元
81.健胸美容秘訣	黃靜香譯	120元

82. 鍺奇蹟療效 林宏儒譯 120元
83. 三分鐘健身運動 廖玉山譯 120元
84. 尿療法的奇蹟 廖玉山譯 120元
85. 神奇的聚積療法 廖玉山譯 120元
86. 預防運動傷害伸展體操 楊鴻儒編譯 120元
88. 五日就能改變你 柯素娥譯 110元
89. 三分鐘氣功健康法 陳美華譯 120元
91. 道家氣功術 早島正雄著 130元
92. 氣功減肥術 早島正雄著 120元
93. 超能力氣功法 柯素娥譯 130元
94. 氣的瞑想法 早島正雄著 120元

・家 庭／生 活・電腦編號05

1. 單身女郎生活經驗談 廖玉山編著 100元
2. 血型・人際關係 黃靜編著 120元
3. 血型・妻子 黃靜編著 110元
4. 血型・丈夫 廖玉山編譯 130元
5. 血型・升學考試 沈永嘉編譯 120元
6. 血型・臉型・愛情 鐘文訓編譯 120元
7. 現代社交須知 廖松濤編譯 100元
8. 簡易家庭按摩 鐘文訓編譯 150元
9. 圖解家庭看護 廖玉山編譯 120元
10. 生男育女隨心所欲 岡正基編著 160元
11. 家庭急救治療法 鐘文訓編著 100元
12. 新孕婦體操 林曉鐘譯 120元
13. 從食物改變個性 廖玉山編譯 100元
14. 藥草的自然療法 東城百合子著 200元
15. 糙米菜食與健康料理 東城百合子著 180元
16. 現代人的婚姻危機 黃靜編著 90元
17. 親子遊戲 0歲 林慶旺編譯 100元
18. 親子遊戲 1～2歲 林慶旺編譯 110元
19. 親子遊戲 3歲 林慶旺編譯 100元
20. 女性醫學新知 林曉鐘編譯 180元
21. 媽媽與嬰兒 張汝明編譯 180元
22. 生活智慧百科 黃靜編譯 100元
23. 手相・健康・你 林曉鐘編譯 120元
24. 菜食與健康 張汝明編譯 110元
25. 家庭素食料理 陳東達著 140元
26. 性能力活用秘法 米開・尼里著 150元
27. 兩性之間 林慶旺編譯 120元
28. 性感經穴健康法 蕭京凌編譯 150元
29. 幼兒推拿健康法 蕭京凌編譯 100元
30. 談中國料理 丁秀山編著 100元

國家圖書館出版品預行編目資料

骨質增生效驗方/李吉茂編著
——初版，——臺北市，大展，民87
面；　公分，——（家庭醫學保健；40）
ISBN 957-557-845-7（平裝）
1.方劑學（中醫）2.骨科（中醫）3.骨骼－疾病

414.6　　87009313

行政院新聞局局版臺陸字第100924號核准
北京人民軍醫出版社授權中文繁體字版

骨質增生效驗方

ISBN 957-557-845-7

編著者/李吉茂
發行人/蔡森明
出版者/大展出版社有限公司
社　址/台北市北投區（石牌）致遠一路2段12巷1號
電　話/（02）28236031・28236033
傳　真/（02）28272069
郵政劃撥/0166955-1
登記證/局版臺業字第2171號
承印者/高星企業有限公司
裝　訂/日新裝訂所
排版者/弘益電腦排版有限公司
電　話/（02）27403609・27112792
初版1刷/1998年（民87年）8月

定價/250元

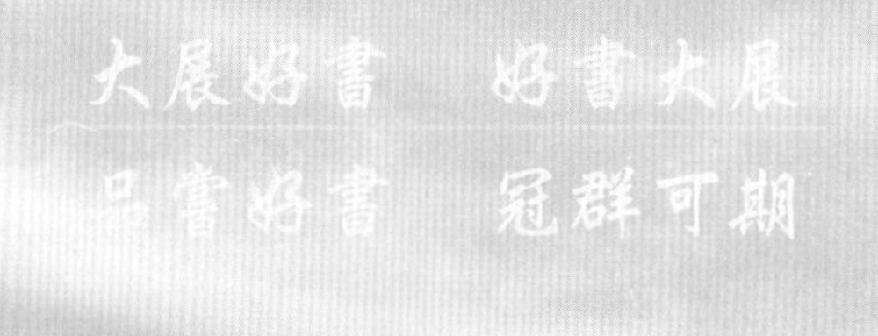
大展好書　好書大展
品嘗好書　冠群可期

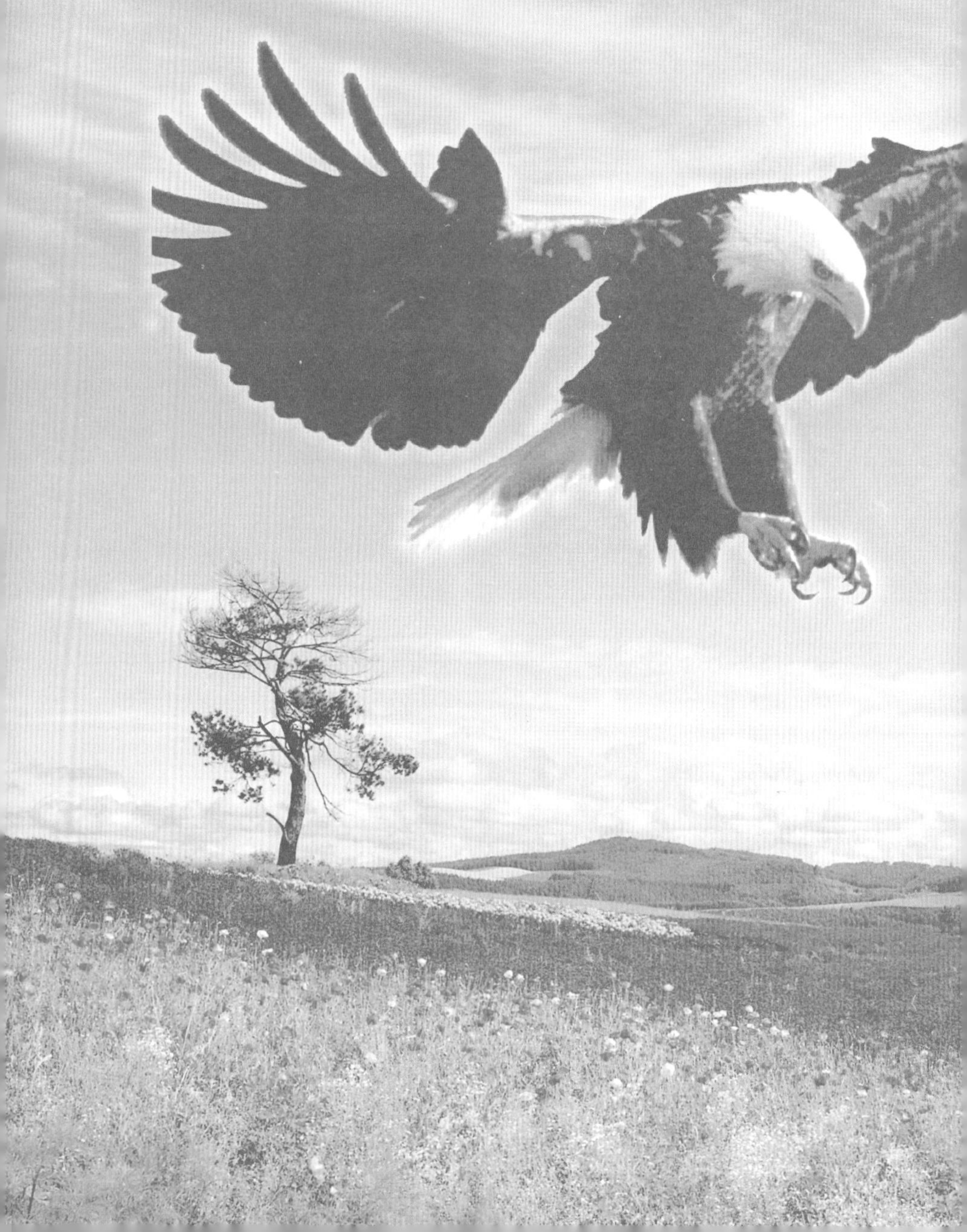

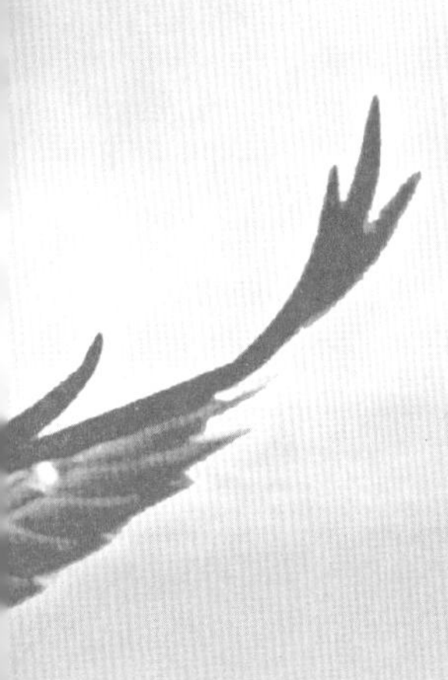

大展好書　好書大展

品嘗好書　冠群可期